JN312784

在宅生活を支える！

これからの[新しい]
嚥下食レシピ

地域栄養ケアPEACH（ピーチ）厚木（あつぎ） 代表
江頭文江

三輪書店

序文

　私が摂食・嚥下障害に関心を持ったのは，今から16年前，静岡県浜松市にある聖隷三方原病院で，栄養士として勤務していた頃からです。当時は，噛んだり飲み込んだりするのが困難な方に対し，どのような方法でどんな食べ物を食べていただくのがよいのか，よくわからず，毎日試行錯誤を繰り返していたことを思い出します。「きざみ食」といわれる食事形態の存在を知り，これは本当に噛みやすいのだろうか，飲み込みやすいのだろうかと，患者さんの立場になって，自分で噛んだり飲み込んだりしたものです。さまざまな患者さんに出会い，学びながら，病院の嚥下食を数段階に見直し基準化することは，今の在宅での活動につながる大きな仕事となりました。

　一方で，在宅で仕事をするようになり，『入院前までは普通の食事を食べていたのに，入院したらミキサー食になってしまった』とか『食べる時間が1時間以上もかかってしまう…』『食事中に，食べ物を散らかすようにむせてしまう』などと，困っていらっしゃる方はこんなに多いのだ，と改めて感じました。食事は1日3回365日のことであり，やわらかく加熱したりつぶしたりするという手間はとても面倒に感じることもあります。また，うまく食べてくれないと低栄養や脱水など身体への影響も大きく，介護する側にとって，とても不安に感じてしまうものです。

　「口から食べる」という行為。

　私たちは1歳にも満たない時期に，離乳食を通して学習していきます。今ではあまりにも当たり前すぎて，それがうまくできないということを理解するということは，難しいことなのかもしれません。しかし，食べることは単なる栄養補給の手段ではなく，生きるうえでの楽しみや生きがいにもなります。噛む機能や飲み込む機能が低下したとき，どんなふうに噛みにくいのか，飲み込みに

くいのかということを理解し工夫することで，安心しておいしく食べていただくことができます。

　歳をとっても，食べることは大きな楽しみの一つです。おいしいものを食べた後の「笑顔」は，周囲のみんなを幸せにしてくれます。着替えや入浴，排泄ケアなど多くの介護が必要な中で，ある介護者は「おいしそうに食べてくれるのを見ると，『介護は大変だけどまた頑張ろう！』と前向きな気持ちにさせてくれる…」とおっしゃいました。

　本書には，そんな「おいしい笑顔」を見るためのヒントがたくさん詰まっています。訪問栄養指導を通し，在宅で食べることに困っている方の思いと，多くの方からいただいた疑問にできる限りお答えできるような内容にしたいと努めました。今現在，食べることにお困りの方にももちろんですが，今後，噛む機能や飲み込む機能が低下してきたときに，余裕を持ってケアができるよう，多くの方にお読みいただけると嬉しく思います。

2008年9月吉日

江頭文江

目次

序文 ———————————————————————————— 2
目次 ———————————————————————————— 4

第1章 嚥下食！ 常識のウソ！ ホント！ ———————— 7

Q1 きざみ食は嚥下食に適している？ ————————————— 8
Q2 飲み込む機能が低下した人にとって，一番飲み込みやすいのは
「水のようなサラサラした液体」である？ ———————————— 10
Q3 とろみをつければ安全である？ ————————————— 11
Q4 嚥下食はおいしくない？ ———————————————— 12

第2章 安心して食べるために知っておきたい基礎知識 ———— 15

1. 口の働きを知る―食べる，しゃべる，息をする ———————— 16
2. 当たり前になっている「食べる」ということ―体験してみよう ——— 17
3. どうして飲み込みにくくなるのか ————————————— 20
4. 飲み込む力はどのくらい？ ―見極めのポイント ——————— 20
5. おいしく食べる3要素―料理，食べる機能や食環境，心身の安定と健康 ——— 22
6. おいしく食べる口作り —————————————————— 23
7. 食前の準備運動 ————————————————————— 24
8. 嚥下食って何だろう？ —————————————————— 26
9. 食べ方，食べさせ方のこんなコツ ————————————— 27
10.「むせ」と「詰まらせる」を混同していませんか？ 対処法を知っておこう ——— 29
11. 誤嚥を防ぐ口腔ケア —————————————————— 30
12. 栄養や水分も過不足なく！ ——————————————— 31

第3章 安心して食べるためのチェックリスト ———————— 33

1. 毎回食べる前に行いたいチェックリスト ——————————— 34
2. 食べる機能の低下を早く発見するために，日頃から意識していたいチェックリスト ——— 37

第4章 嚥下食作りのポイント — 41

1. 飲み込みやすくするための調理の工夫 — 42
2. 切り方の工夫で噛みやすくする — 43
3. 大きさではなくかたさに注意！ — 44
4. パサパサ料理は飲み込みにくい — 44
5. 油脂を加えて口当たり滑らかに — 45
6. つなぎの利用！ 食塊をイメージしよう！ — 47
7. とろみをつける — 48
8. 市販食品はこう扱う！ — 49
9. ミキサーの種類と扱い方のポイント — 50
10. 目で見て食欲アップ！ おいしく食べる — 51

第5章 嚥下食レシピ — 53

- レシピNo.1　鶏団子の雑煮 — 54
- レシピNo.2　パンプリン — 58
- レシピNo.3　あんかけチャーハン — 60
- レシピNo.4　白粥（のり佃） — 62
- レシピNo.5　れんこん焼売 — 64
- レシピNo.6　牛肉の野菜巻き — 66
- レシピNo.7　豚肉の角煮 — 68
- レシピNo.8　白身魚のかぼちゃ包み — 70
- レシピNo.9　鮭とホタテのテリーヌ — 72
- レシピNo.10　照り焼きハンバーグ＆にんじんグラッセ — 74
- レシピNo.11　えびしんじょ — 76
- レシピNo.12　茶碗蒸し — 78
- レシピNo.13　温泉卵＆わかめソース — 80
- レシピNo.14　ふろふき大根のツナ味噌 — 82
- レシピNo.15　なす酢味噌和え — 84
- レシピNo.16　長いもサラダ — 86
- レシピNo.17　乾麺のゼリー寄せ — 88
- レシピNo.18　かぶの肉詰め — 90
- レシピNo.19　ひじきの白和え — 92
- レシピNo.20　トマトのフレンチサラダ — 94

レシピNo.21　ほうれん草のごま和え ────────────── 96
レシピNo.22　納豆のおろし和え ─────────────── 98
レシピNo.23　アボカドとまぐろのサラダ ───────────100
レシピNo.24　いわしつみれ汁 ─────────────── 102
レシピNo.25　ポタージュスープ ────────────── 104
レシピNo.26　スイートポテト ─────────────── 106
レシピNo.27　ずんだもち風 ─────────────── 108
レシピNo.28　りんごコンポート ────────────── 110
レシピNo.29　豆乳プリン ─────────────── 112
レシピNo.30　お茶ゼリー ─────────────── 114

第6章　こんなときどうする？　みんなが聞きたいQ&A ──── 117

Q1　食材別に，使える食材とそうでない食材の選び方や
　　具体的な調理の工夫を知りたいのですが… ─────────── 118
Q2　毎食，お粥の炊き上がりが異なってしまいます ──────── 121
Q3　食べている途中でお粥が水っぽくなるのですが… ──────── 121
Q4　パンが好きなのですが，いい調理方法はありませんか？ ──── 121
Q5　麺類を食べたいのですが，何か良い方法はありますか？ ──── 122
Q6　魚はいつも食べにくい気がします。良い工夫はありますか？ ── 122
Q7　肉を食べたいのですが，何か良い方法はありますか？ ───── 122
Q8　鶏団子がうまくまとまらないのですが，どうしてでしょうか？ ── 122
Q9　とうがんをやわらかく煮たのに，かたいと言われてしまった。どうしてでしょうか？ ── 123
Q10　ほうれん草や小松菜など葉ものの調理の工夫の仕方を教えてください ── 123
Q11　揚げ物を食べたいのですが，良い方法はありませんか？ ──── 123
Q12　ひじきなどの海藻類をどうやったら食べられるのでしょうか？ ── 124
Q13　じゃがいもをつぶしただけでは，ボソボソするような気がします… ── 124
Q14　寿司を食べたいのですが，どうしたらいいですか？ ───── 124
Q15　果物が好きなのですが，食べられる果物やその工夫の仕方を教えてください ── 125
Q16　パッククッキングって何ですか？ ─────────── 125
Q17　全然噛まないのですが，どうしてですか？ ────────── 126
Q18　なかなか食事を食べてくれません ─────────── 127

> コラム① 電子レンジ，使いこなしていますか？／コラム② あると便利！　小さなヘラと小さな泡立て器／コラム③ ポーチドエッグ／コラム④ 日本人は麺類が大好き！／コラム⑤ 玉ねぎの使い方／コラム⑥ 練りごまの活用法／コラム⑦ おろし器／コラム⑧ アボカド／コラム⑨ ジャム／コラム⑩ プリンの話／コラム⑪ 甘くないお茶ゼリー

第1章

嚥下食！ 常識のウソ！ ホント！

嚥下食！ 常識のウソ！ ホント！

噛む機能や飲み込む機能が低下してきたとき，どんな食事を作ったらいいのでしょうか。食べていいもの，注意して食べなければいけない食品，噛む機能や飲み込む機能を助けるような調理の工夫の仕方など，最近になり少しずつわかってきました。一方で，医療や介護の現場で常識と思われてきたことも，本当にそれでいいのか？　と疑問の声があがるようになりました。そこで，嚥下食の常識について，簡単に○×クイズをしてみます。あなたはどのくらい知っていますでしょうか。

それでは，さっそくスタートしてみましょう。

Q1　きざみ食は嚥下食に適している？

答えは「×」です。

「きざみ食」は，もともと通常の大きさではかたくてうまく噛み切れないときに，料理を食べやすい大きさに切って提供したことから始まっています。そのうち大量調理，集団給食業務の効率化などから，ある一定の決まり（1cm

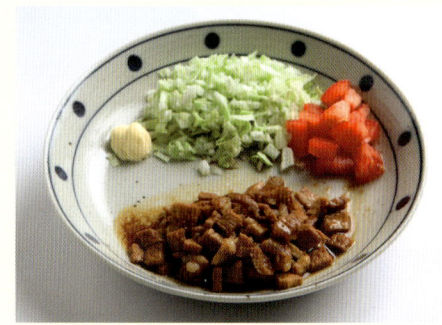

写真1　豚のしょうが焼き(きざみ食)

とか5mmなど）のもとに，かたいものもやわらかいものもすべてきざんで提供するようになりました。写真1に見られるようなメニューは珍しくなく，豚のしょうが焼きもキャベツのみじん切りもかたく，パラパラしていて，とても食べにくそうです。

ここできざみ食を理解するために，クッキーを食べてみましょう！

❶まず普通に食べてみてください。

前歯で噛みとり，その後唾液と混ぜながら舌や奥歯ですりつぶしてペースト状になりましたか？

これが飲み込みやすい塊＝食塊です。これは飲み込みやすいですね。

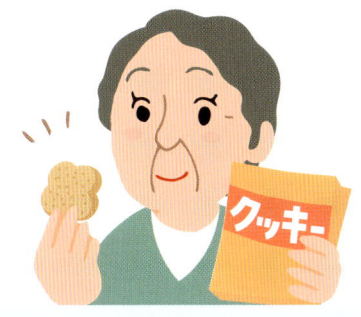

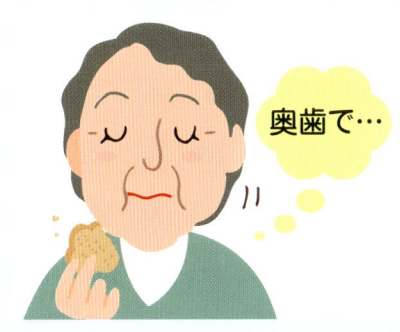

❷次にそのまま前歯だけで噛み続けてください。

いつまでも前歯の辺りに残り，さらにうまく唾液が混ざらず，細かくなっただけではないでしょうか。

では，それをそのまま，丸飲みできますか？ もしくは奥歯で2〜3回噛む程度で飲み込めますか？

パサパサしていて，とても飲み込みにくいですね。

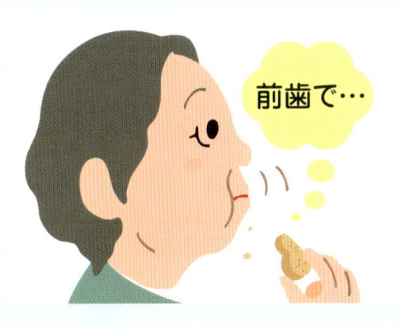

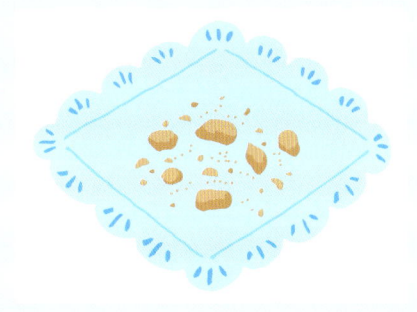

「きざみ食」はイラスト右のように単に細かくなっただけの食形態です。前歯で噛み切る働きは少し補えますが，奥歯で『すりつぶしながら飲み込みやすい塊を作る』という働きはほとんど補ってくれません。そして，このようにバラバラになったものを十分咀嚼せずに飲み込むことは，とても難しいのです。

歯には、切歯（前歯），犬歯，臼歯（奥歯）といろいろな種類があります（図1）。食べ物を噛むということは，前歯で噛みちぎり，舌で食べ物を奥歯に持っていき，奥歯で噛み砕き，すりつぶしていくことです。形のある食べ物は，唾液とともに奥歯ですりつぶされ，飲み込みやすい一つの塊（これを食塊といいます）に作られていきます。「きざみ食」は，かたさがかたいものもやわらかいものも，すべて同じ大きさで細かく一律に切ったものであり，口の中でバラバラになり，噛んだり飲み込んだりすることが困難であれば，飲み込みやすくまとめることが難しい食形態です。バラバラのまま飲み込んでしまうことで，咽頭（のど）に残りやすく，噛む機能だけではなく飲み込む機能が衰えた人にとっては，誤嚥※による肺炎を引き起こすなどの致命的な問題につながってしまいます。つまり，実はきざみ食は噛む機能のほんの一部を補っているにすぎず，必ずしも食べやすくなっているとはいえないのです。

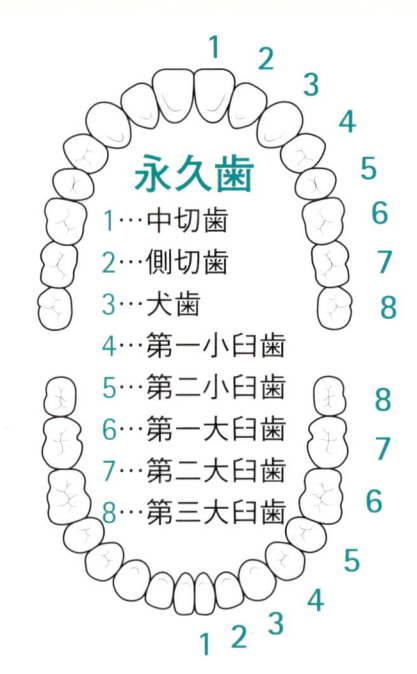

永久歯
1…中切歯
2…側切歯
3…犬歯
4…第一小臼歯
5…第二小臼歯
6…第一大臼歯
7…第二大臼歯
8…第三大臼歯

図1　歯の名称
『ぎもん・しつもん歯と口の事典』東山書房，1993より引用

Q2　飲み込む機能が低下した人にとって，一番飲み込みやすいのは「水のようなサラサラした液体」である？

答えは「×」です。
『水やお茶のような液体は飲み込みやすいものですか？　飲み込みにくいものですか？』と聞かれると，一般的には飲み込みやすいと答える人が多いのではないでしょうか。しかし，飲み込む機能が低下した人にとっては，水やお茶は最もむせやすい危険な食べ物の一つです。サラッとしていて，口や咽

※誤嚥とは，誤って食べ物が気管に入ってしまうこと。誤嚥により肺炎になる恐れがあり，これを誤嚥性肺炎といいます。

頭（のど）をすばやく通過し，これに「ゴックン」という嚥下反射のタイミングが合わず，気管に入りやすくなりむせてしまうのです。

特に，「ゴクゴク」と連続して飲む飲み方はむせやすく，一口ずつ一度口に溜めながら飲み込むことでむせずに飲める場合もあります。また，口や咽頭（のど）をゆっくりと通過させるために，液体にとろみをつけるなどの工夫をします。すまし汁などよりも，ポタージュスープのほうが飲み込みやすくむせにくいのです。

Q.3 とろみをつければ安全である？

答えは「△」です。

飲み込む機能が低下した人にとって，水やお茶のようにサラッとしたものはむせやすいといわれています。そのため，とろみをつけることで液体が口や咽頭（のど）をゆっくりと通過できるようになり，「ゴックン」という嚥下反射のタイミングがとりやすくなります。

液体にとろみをつけるというと，料理の中では水溶き片栗粉でとろみをつける，ということを思い浮かべることでしょう。しかし，水溶き片栗粉では時間の変化とともに水っぽくなり，濃度が変わることでむせてしまうため，代わりに嚥下障害者用の増粘剤（とろみ調整食品）というものを利用することが多くなりました。このとろみ調整食品を利用することで，味や温度に関係なくとろみをつけることができます。

それでは，とろみはついていればどんな状態でもよいのでしょうか。答えはNO（×）です。とろみをつければなんでもいいというわけではなく，その人の飲み込む機能によりとろみの濃度が異なります。例えば，『お茶ではむせるけれど，牛乳ではむせない…』という人もいます。牛乳にとろみがついているという認識は少ないかもしれませんが，よく見るとお茶に比べればほんの少し濃度があります。ほんの少しのとろみでも十分むせを防ぐことができる場合もあるのです。一方で，必要以上に加え，とろみをつけすぎてしまっていると，口の中にベタベタと残りやすく，口や咽頭（のど）に残留しやすくなります。したがって，とろみはつければよいというものではなく，その使用濃度を誤ると逆効果になる場合もあるので，注意が必要なのです（写真2, 3）。

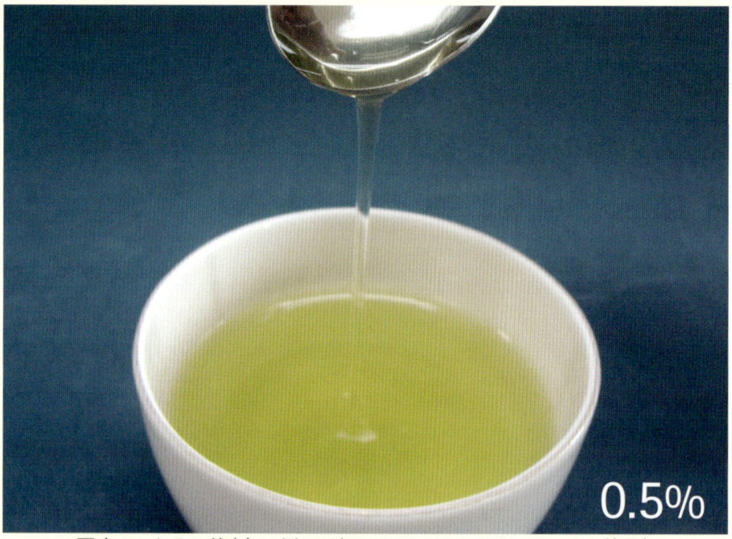

写真2　とろみ茶（良い例，日清サイエンストロミパーフェクト使用）

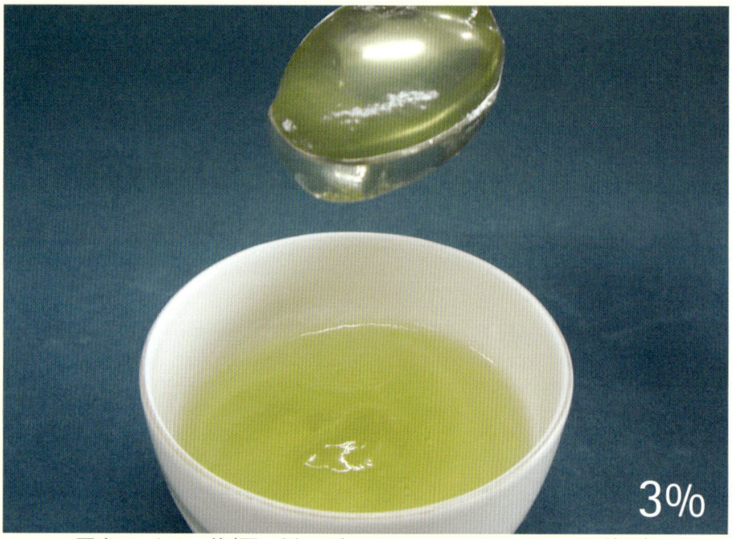

写真3　とろみ茶（悪い例，日清サイエンストロミパーフェクト使用）
とろみがつきすぎて，ベタベタしている

Q4　嚥下食はおいしくない？

　答えは「×」です。
　「嚥下食」と聞いて，どんな食事のイメージを持っていますか？ 嚥下食は「ペースト状」「ベタベタ」，ほかにも「ドロドロ状」などと表現されてしまうこともあります。これではおいしそうには聞こえませんね。それでは，「コーンポタージュ」「レバーペースト」「マッシュポテト」「イチゴムース」「オレ

ンジゼリー」はいかがでしょうか。これならば，おいしそうなイメージが頭に浮かびます。

　嚥下食は，噛む機能や飲み込む機能が低下した人に対応した食事であるため，一度作った料理をつぶしたりミキサーにかけたりすることもあります。前述のようなメニューだけではなく，すべての料理をミキサーにかけた状態ではないと難しいということもあり，味や見た目の工夫が必要となります。

　おいしさの五感には，「視覚」「嗅覚」「聴覚」「触覚」「味覚」があります。味だけでなく，見た目の盛り付けや料理の適温，舌触りの滑らかさなどもおいしく感じる大切な要素です。味を調え，工夫をすることで，おいしい嚥下食を作ることができます。

　例えば，料理をミキサーにかけるときに加える水分により，だし汁で味が薄くなってしまったり，逆に煮汁だけで味が濃くなってしまったりすることもあります。見た目がもともとの料理の形とは異なってしまったからといって，味見することなく作ってしまえば，おいしくはでき上がりません。

　また，「きざみ食」のように，単にきざんだ食事も見た目においしそうには見えません。肉や魚もすり身にして団子にしたり，ミキサーにかけた料理をゼリー寄せにしたりするなど，工夫することで食欲を引き出し，おいしく食べていただけます。

第2章

安心して食べるために知っておきたい基礎知識

安心して食べるために知っておきたい基礎知識

1. 口の働きを知る—食べる,しゃべる,息をする

　口腔(口)には三つの役割があります。それは,「食べる」こと,「言葉を話す」こと,「呼吸する」ことであり,これらの働きはとても大きな関連があります。私たちは,歯や舌,口唇(くちびる)などを使って食べ物を嚙み砕きます。言葉を話すときも同様に歯や舌,口唇などを使います。脳卒中などで言葉が出にくかったり,ろれつが回らないようなときは,歯や舌,口唇をうまく動かせず,嚙んだり,飲み込んだりしづらくなっている可能性があります。また,普段私たちは口や鼻で呼吸をしていますが,「ゴックン」と飲み込む瞬間だけは息を止めています。この嚥下(ゴックン)と呼吸の協調運動がうまくいかないと,食べ物が咽頭(のど)に残ってしまったり,気管に入ってしまったりします。さらに飲み込む機能が低下してくると,痰などの分泌物も出やすくなります。『最近会話が少なくなった』『あまり言葉を出さなくなった』と思っていたら,なんだか食事中にむせることが増えてきた,などということも珍しくありません。普段から会話を楽しんだり,歌を歌ったりすることは,食べる機能の低下を予防することにつながります。深呼吸をしたり,風車などを吹いて腹筋や呼吸機能を高めておくことも大切です(25頁「食べる前の準備運動」参照)。

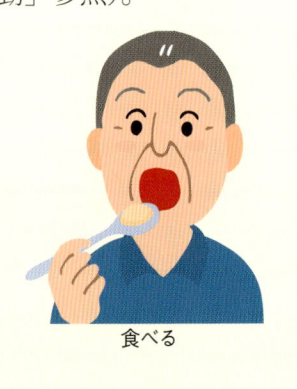

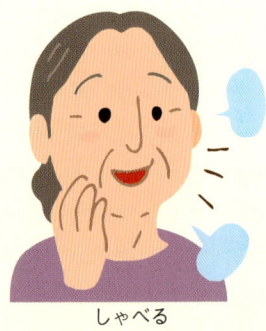

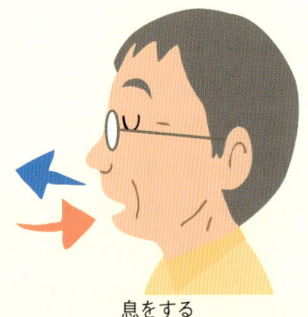

食べる　　　しゃべる　　　息をする

第2章 ● 安心して食べるために知っておきたい基礎知識

2. 当たり前になっている「食べる」ということ──体験してみよう

「口から食べる」ということ。生まれたときには母乳を吸うことしかできなかった行為も，いつの間にか私たちは，当たり前のように食べ物を噛んだり飲み込んだりしています。あまりにも当たり前すぎて，口から食べることについてあまり真剣に考えたことはないかもしれません。この「口から食べる」という行為は，単に噛んで飲み込むことだけではなく，実は食べ物が口に入る前から始まっています。「口から食べる」ということを理解するために一連の流れをみてみましょう。

食べるプロセス

1…食べ物の認識

目の前の食べ物を見て，過去の記憶をもとに，そのかたさや温度，味を想像し，何を，どのくらい，どのように食べるのかを決定します（認知）。

そして，手で（または箸やスプーンを使って）食べ物を口元まで運びます（摂食行動）。

認知する

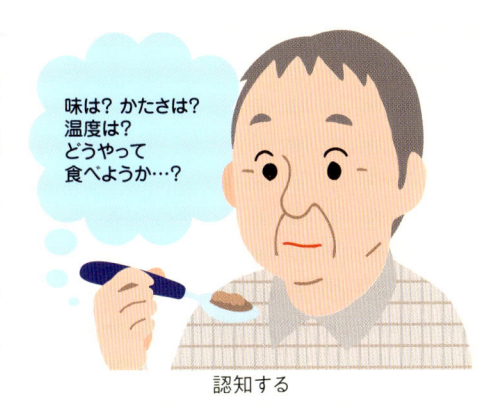

2…口へのとり込み

口を開け，食べ物を口の中にとり込みます。このときしっかりと口唇は閉じ，食べ物をつかんだり，または前歯で噛み切ったりします（捕食）。

3…咀嚼と食塊形成

口の中で，かたさや温度，味を感じながら噛み砕きます（咀嚼）。このとき歯だけではなく，舌や唇，頬，顎を巧みに動かし，唾液と混ぜながら，飲み込みやすい塊（食塊）を作ります（食塊形成）。

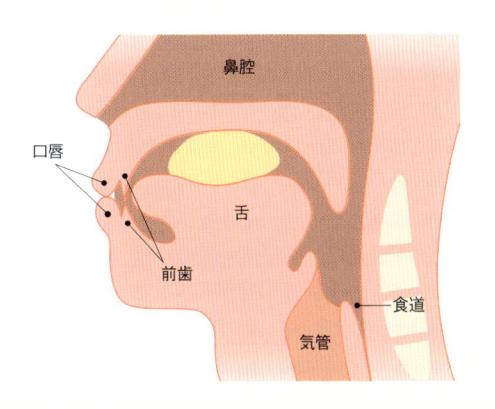

鼻腔
口唇
舌
前歯
食道
気管

4…咽頭（のど）への送り込み

飲み込みやすい塊（食塊）ができたら，舌を使って咽頭（のど）のほうに送り込みます（食塊移送）。

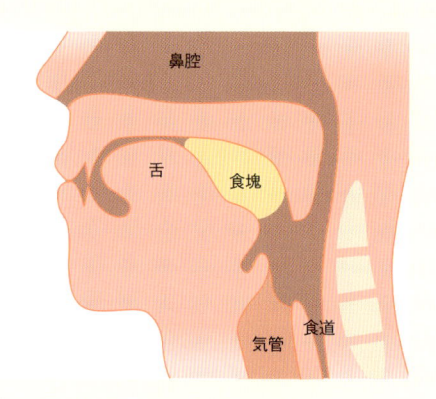

5…「ゴックン」とともに咽頭（のど）から食道へ

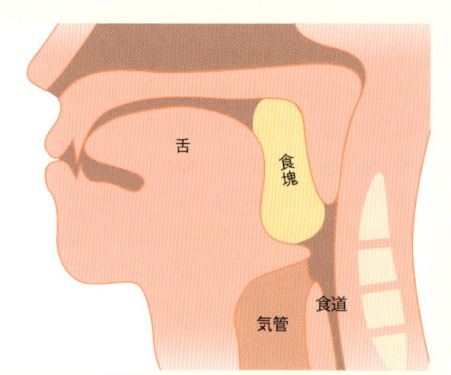

咽頭（のど）に食べ物が送られると，「ゴックン」という嚥下反射が起こり，あっという間に咽頭（のど）から食道へ入っていきます。この間わずか0.6秒。この一瞬は呼吸を止めています。鼻や気管へ食べ物が入らないように蓋の役割をしている弁があり，この瞬間は鼻腔や気管の入り口は閉じています。ここで，うまく「ゴックン」のタイミングが合わず，誤って食べ物が気管のほうに入ってしまうことを「誤嚥」といいます。

6…食道通過

食塊は，食道の蠕動運動により胃へと進みます。食べ物が胃に入ると食べ物が逆流しないように胃の入り口は閉じています（食道期）。

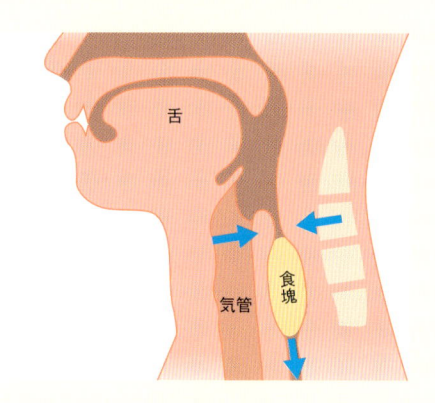

第2章 ● 安心して食べるために知っておきたい基礎知識

■ 自分の「ゴックン」という瞬間を意識してみましょう！■

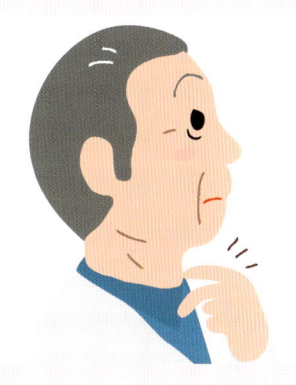

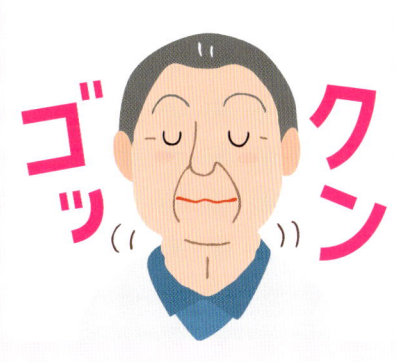

❶ 中指で自分ののどぼとけを触ります
❷ つばをゴクンと飲み込んでみます
＊のどぼとけが上下するのがわかりましたか？

■ 食べるプロセスを意識しながら、おせんべいとプリンを食べてみましょう！■

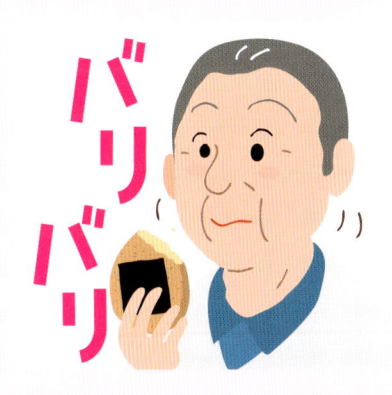

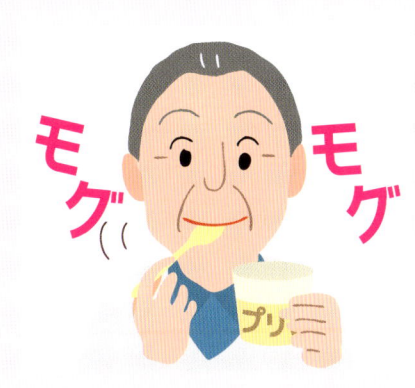

おせんべいは，歯を使ってしっかりと噛みながら食べていきます。奥歯で噛みながら，唾液と混ぜ合わせて飲み込みやすい塊（食塊）ができましたか？　一方で，プリンは歯で噛むのではなく，舌を使って押しつぶしながら食べます。

＊同じようなプロセスでも，食べ物によって噛み方は異なっています。
＊飲み込むときには，しっかりと口唇が閉じています。

3. どうして飲み込みにくくなるのか

　食べ物や飲み物が飲み込みにくくなる原因には，大きく分けて三つあります。腫瘍などにより，食べる器官そのものが病気になる「器質的障害」，脳卒中やパーキンソン病などの神経筋疾患などで麻痺や筋肉の動きが衰える「機能的障害」，その他のものとして，認知症や加齢による機能低下もあります。

　加齢に関する問題では，歯の欠損による咀嚼機能の低下，唾液の分泌の低下，安静時の喉頭の低位化，咽頭期反射の惹起性（じゃっきせい）の低下，嚥下−呼吸の協調運動性の低下，咳嗽（がいそう）反射の低下，薬剤使用の影響，味覚の閾値の変化などがあげられます。

　病気だけではなく加齢による変化も重なり，『噛みにくい…飲み込みにくい…』といっても，個々によりそのレベルや対応の仕方は異なってきます。

4. 飲み込む力はどのくらい？ —見極めのポイント

　さてここで，飲み込む機能がどの程度かをみるための簡単なスクリーニングテストをご紹介します。

✎ 反復唾液飲みテスト

　中指でのどぼとけを触り，そのまま30秒間唾液を飲み続けます。30秒間に連続して何回嚥下反射（ゴックン）ができるかを観察します。のどぼとけが中指を十分に乗り越えた場合のみをカウントし，3回未満であれば，飲み込む機能になんらかの問題がある可能性があるとされています。

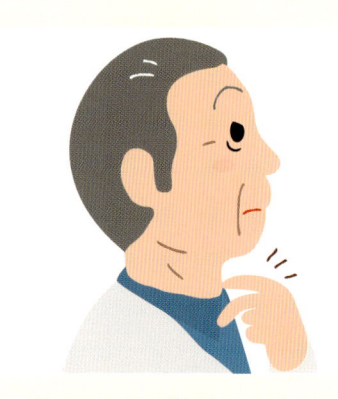

> **正常値：3回以上／30秒**

水飲みテスト（窪田式）

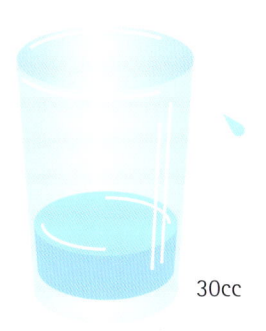

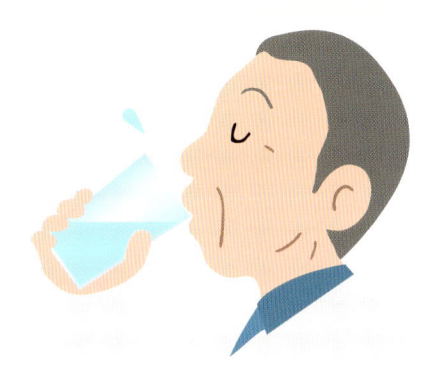

水を飲む過程で嚥下反射の有無やむせ，呼吸の変化を評価する検査です。

冷水30cc（大さじ2杯）を飲んでもらい，その後の状態について観察・評価します。

〈評価基準〉
1. 嚥下なし（むせる and/or 呼吸切迫）
2. 嚥下あり，呼吸切迫（むせない誤嚥の疑いあり）
3. 嚥下あり（むせるが湿性嗄声あり）
4. 嚥下あり，上記所見なし，追加嚥下2回不能
5. 嚥下あり，追加嚥下2回が30秒以内に可能

＊急性期や重度な摂食・嚥下障害者に対し，30ccの水飲みテストを行うのは誤嚥のリスクが高く危険であるため，3ccの水で水飲みテストを行います。

フードテスト

フードテストは市販のプリンを食べ，水飲みテストと同様に嚥下反射の有無，むせ，呼吸の変化を評価する検査です。

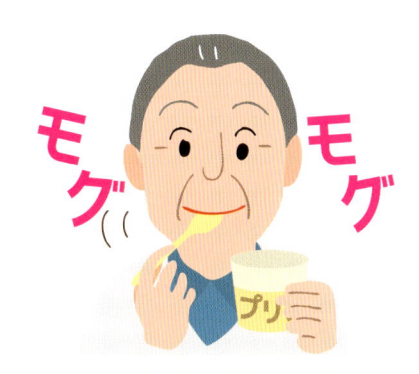

ティースプーン1杯のプリンを舌の上に置き，食べ，その後の状態について観察・評価します。可能であればさらに2回繰り返し，最も悪い状態を評価します。

〈評価基準〉
1　嚥下なし（むせる and/or 呼吸切迫）
2　嚥下あり，呼吸切迫（むせない誤嚥の疑いあり）
3　嚥下あり（むせるが湿性嗄声あり）
4　嚥下あり，上記所見なし，追加嚥下2回不能
5　嚥下あり，追加嚥下2回が30秒以内に可能

5. おいしく食べる3要素―料理，食べる機能や食環境，心身の安定と健康

　誰だって，いつもおいしく食べたい！　そう考えていると思います。では，「おいしく食べる」ためにはどんなことが必要なのでしょうか？

　一つには，おいしい食材と調理によりでき上がる「料理」，これは欠かせないですね。ただ単に「おいしい」と言っても人によってその食習慣や食歴は異なります。おいしく感じる味や料理は異なるかもしれません。ということは，おいしい料理とは，その人の嗜好に合っている料理ともいえるかもしれません。

　二つめは，食べる機能やその環境です。どんなにおいしい料理があっても，歯科疾患があり，口腔内に痛みなどがあったり，噛む機能が低下してうまく噛めなかったり，舌で味わえなかったり，食べてもむせて苦しくなってしまったりするとおいしくは食べられません。義歯を使っている人は義歯が合っているかどうかも重要です。義歯は合っていればいいのですが，合わなければただの異物となってしまい，噛む機能を妨げてしまうこともあります。歯科医院での定期的なチェックにより，いつも口の中の環境を整えておく必要があります。また，食器や食具（箸やスプーンなど），テーブルや椅子などの食環境を整え工夫することでむせにくくなり，食欲が増しおいしく食べることができます。

　三つめは心身の安定と健康です。私たちも風邪をひいたり体調を崩したりすると食欲が出ず，おいしく食べることができません。大きな病気をした後

でも，麻痺があっても，ある程度血圧や体温などのバイタルサインを安定させ，身体の状態を安定して過ごすことはできます。身体を安定させるには，栄養や水分補給をしっかりするなどの栄養管理は重要です。また身体だけではなく，精神的な安定ということも重要となります。

✎ おいしく食べる

- ☑ 嗜好に合ったおいしい料理
- ☑ 食べる環境
- ☑ 心身の安定と健康

---

6. おいしく食べる口作り

　噛む機能や飲み込む機能が低下した人は，それらの機能を補うように常に口の中をきれいにし，刺激を入れていく必要があります。これが「口腔ケア」です。口腔ケアの方法には，歯ブラシで磨く，スポンジブラシやガーゼでふきとるなどがあり（写真4），個々の口腔内の状態や介護環境により選択して使います。「食べた後にしっかりやったから…」と思っていると，食べる前の口の中は乾燥していることも少なくありません。食後のケアは重要ですが，食べる前の口の中がどのようになっているかをしっかりと確認してから食べ始めなければなりません。食後にきちんとできていれば，食前はうがいなどで口の中を潤すだけでもよいでしょう。食前なので疲れさせないように行うことも大切です。

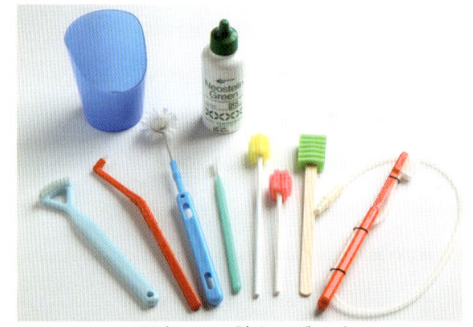

写真4　口腔ケアグッズ

7. 食前の準備運動

　運動前にはけがをしないようにアキレス腱を伸ばしたり，屈伸したりして必ず準備運動をします。この準備運動をおろそかにしてしまうと，大きなけがにつながることもあります。同様に，食事の前にも「食べるための準備運動」があり，これを行うとしっかりと覚醒でき，食べ始めのむせを減らしたり飲み込みやすくなったりします。特に，食事開始時に必ずむせてしまうような人は，準備運動をすることによりむせなくなる場合があります。「食べる前の準備運動」には右のようなものがあります。

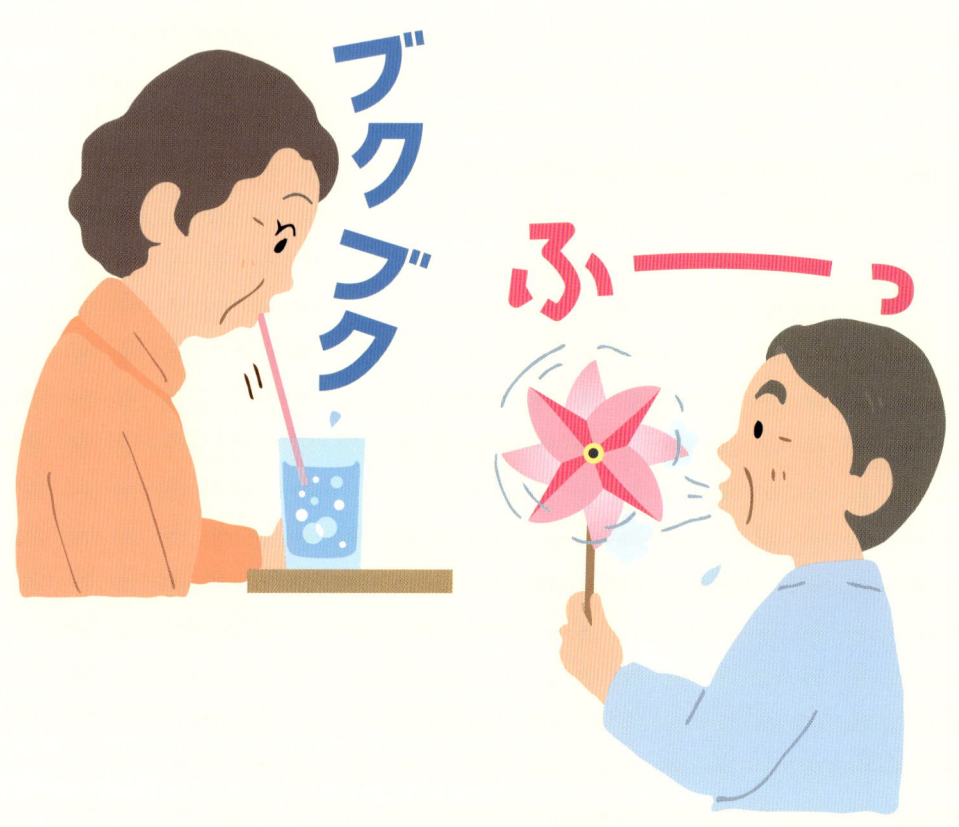

普段から，風車やストローで腹筋や呼吸機能を高める

食べる前の準備運動

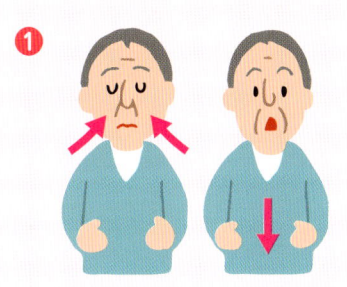

❶ ゆったりと腰をかけて深呼吸。鼻から吸ってお腹を膨らませたら,今度はゆっくり口から吐き,お腹をへこませる

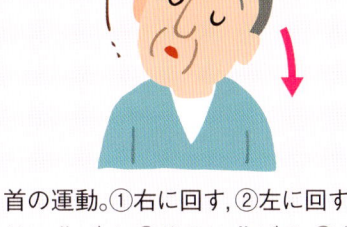

❷ 首の運動。①右に回す,②左に回す,③前に曲げる,④後ろに曲げる,⑤左に曲げる,⑥右に曲げる

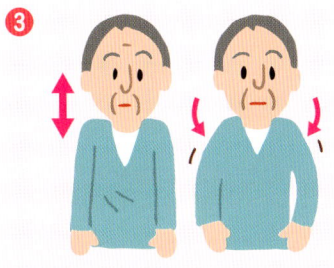

❸ 肩の運動。肩をすぼめるようにして,すっと力を抜く。肩を中心に両手を回す

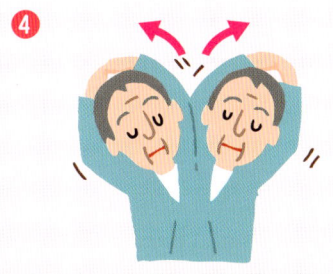

❹ 両手をあげて背筋を伸ばし,体を軽く左右に傾ける

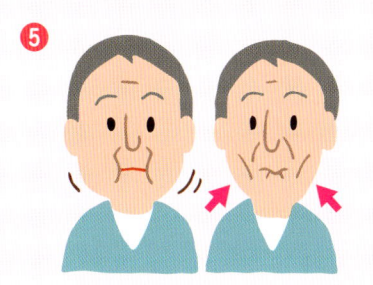

❺ ほっぺの運動。口を閉じてほっぺを膨らませる。口をとがらせてほっぺをへこませる

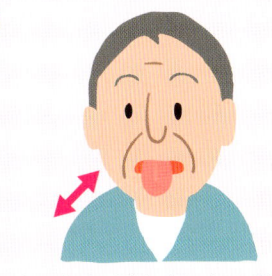

❻ 舌の出し入れ。舌を出したり,引っ込めたりする

❼ 舌を左右に動かす。舌で左右の口角に触れる

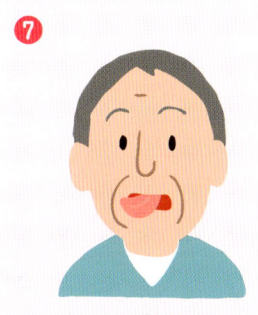

❽ 声を出し,「ぱぱぱ」「たたた」「かかか」と発音する

❾ ❶の深呼吸をした後,ゴックンとつばを飲み込む

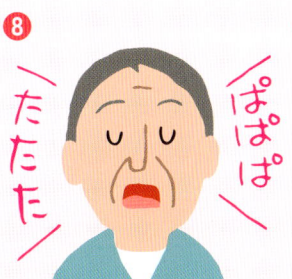

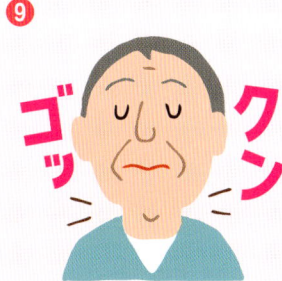

おいしく食べるための言葉の練習

1. ぱぱぱ（口唇）
2. たたた（舌尖）
3. かかか（奥舌）
4. ららら（舌）
5. ぱた ぱた ぱた（廊下を走る…）
6. ぱか ぱか ぱか（馬が走る…）
7. ぱら ぱら ぱら（雨が降る…）
8. かた かた かた（ミシンの音がする…）
9. たら たら たら（汗が流れる…）
10. から から から（おもちゃが鳴る…）
11. ぱたか ぱたか ぱたか
12. 『パンダのたからもの』

（これは、"パタカラ"四つの言葉の組み合わせです！）

8. 嚥下食って何だろう？

「嚥下食」とは飲み込む機能に問題を持った人に対し，その機能を補ったり引き出したりする食事のことをいいます。食べる機能のレベルにより数種類の段階の食事形態が考えられており，病院や施設などの食事基準の一つに「嚥

■均一な物性：「嚥下訓練食」
L0：段階1＝開始食
L1：段階2＝嚥下食Ⅰ
L2：段階3＝嚥下食Ⅱ

■不均一な物性
L3：段階4＝嚥下食Ⅲ（嚥下食）
L4：段階5＝移行食（介護食）
L5：普通食

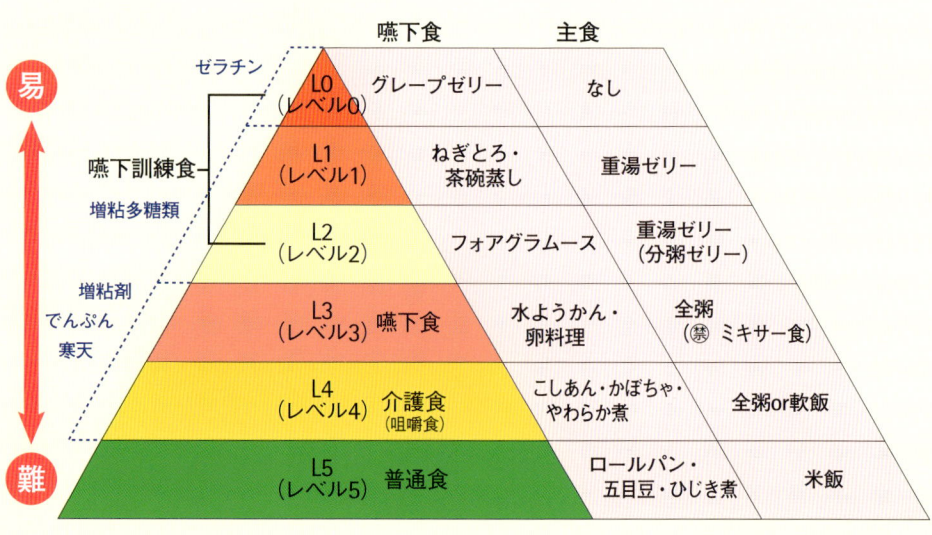

レベル	嚥下食	主食
L0（レベル0） グレープゼリー	なし
L1（レベル1） ねぎとろ・茶碗蒸し	重湯ゼリー
L2（レベル2） フォアグラムース	重湯ゼリー（分粥ゼリー）
L3（レベル3） 嚥下食 水ようかん・卵料理	全粥（㊙ミキサー食）
L4（レベル4） 介護食（咀嚼食） こしあん・かぼちゃ・やわらか煮	全粥or軟飯
L5（レベル5） 普通食 ロールパン・五目豆・ひじき煮	米飯

図2　嚥下食ピラミッド
『嚥下食ピラミッドによる嚥下食レシピ125』医歯薬出版，2007より

下食ピラミッド」（図2）という指標もあります。

● ゼリー食（嚥下食ピラミッド：L0，L1，L2）

　ゼラチンなどでゼリー寄せにした食事形態です。果汁などを冷やし固めたゼリーや，かぼちゃのゼリー寄せ，サーモンムース，具なし茶碗蒸しなどがあります。

● ペースト食（嚥下食ピラミッド：L3）

　うまく噛めない，食べ物を舌で押しつぶすことがまったくできない場合は，料理をミキサーにかけて対応します。マッシュポテトやポタージュスープなどがあります。

● 軟菜食（嚥下食ピラミッド：L4）

　普通の食事に移行するための食事，または普通の食事が食べられなくなってきたときに食べやすく工夫した食事です。通常よりもやわらかく煮たり，つなぎを利用したりして口の中でまとまりやすくしてあります。きざみ食とは異なり，咀嚼を助けたり，引き出したりします。

9. 食べ方，食べさせ方のこんなコツ

　誤嚥を予防し，安全に食べていただくために，姿勢などの食べる環境を整えます。実際に食べるときには食べ方や食べさせ方にもこんなコツがあります。

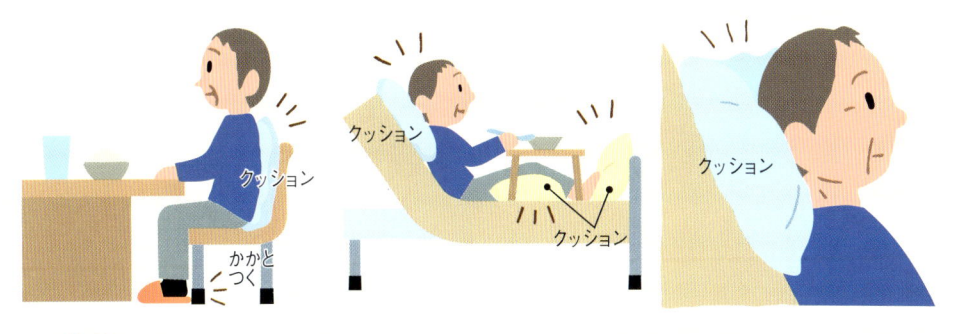

1…姿勢

　椅子に座ることができる人はしっかりと腰を引き，かかとが床につくように座ります。椅子が大きい場合は間にクッションなどを入れて，できるだけ隙間がないように調整します。かかとが床についているだけで姿勢が安定し，むせなくなることもあります。しっかりと椅子に座れない人は，ベッド上でギャッジアップでの姿勢で食べることもあります。その場合も腰がずり落ちたりすることのないように，膝を立て，かかとを立てて安定させるなどの工夫が必要で

す。また寝ていると，顎があがりやすくむせにつながってしまうため，適度に顎を引くように枕などで調整します。

2…スプーンの選び方

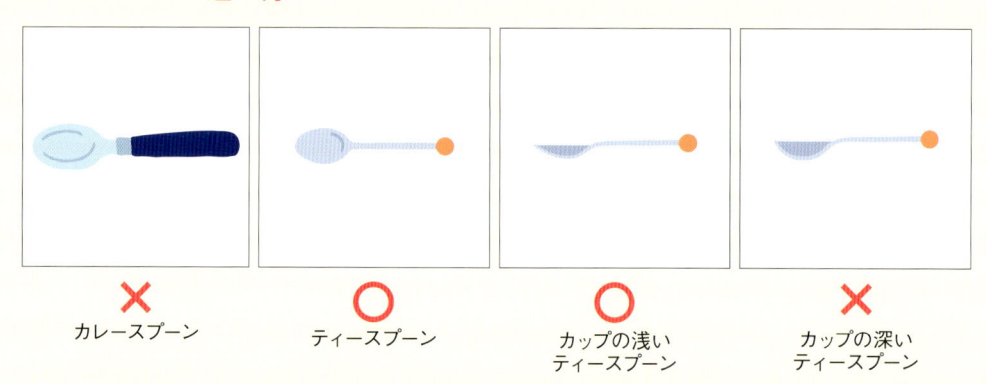

×	○	○	×
カレースプーン	ティースプーン	カップの浅いティースプーン	カップの深いティースプーン

　口へのとり込みがしやすく，1回に口に入れる量も多くなりすぎないものがよいです。口がうまく開かない，逆にうまく閉じれないなどの口のとり込みに問題がある場合は，浅めのスプーンを選びます。カレースプーンのように，スプーンの横幅が大きいと1回に口に入れる量が多くなりがちです。ティースプーンのように小さいスプーンがよいでしょう。自分で食べられる人は，麻痺があっても食べやすいように柄（持ち手）が太いものや左右に曲がるものなどその人の機能に合ったものを選びます。

3…食べるペースや一口量

　がつがつと詰め込んでしまったり，たくさんの量を口に入れたりする食べ方は，誤嚥のリスクを高めます。少しずつゆっくりとしたペースで，よく噛んで食べることが大切です。食事介助が必要な場合は口の動きをよく観察し，飲み込んだことをしっかり確認してから次の一口を介助します。よく2口めになかなか口が開かないとおっしゃる方がいらっしゃいますが，まだ口の中に残っているからうまく口を開けられない，もしくは今まさに飲み込もうとしていて口が開かないということがあります。そのようなことにならないように，前（19頁参照）に述べたのどぼとけの上下運動をよく観察し，しっかり飲み込んだことを確認します。またちょうど飲み込もうとしているときは，口元に力が入り口角を横に引くような動きをしますので注意して観察してください。1回に口に

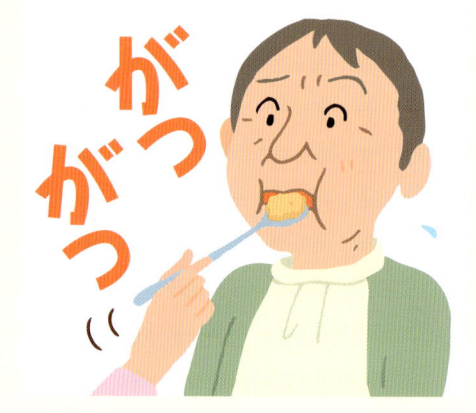

第2章 ● 安心して食べるために知っておきたい基礎知識

入れる量が多いと口の中に残り，何回にも分けて飲み込むことになります。

また食べ始めにむせやすい人は，最初は比較的食べやすい料理から食べるようにします。いきなり，主菜のお肉や魚料理というのではなく，お茶ゼリーまたはとろみ茶や全粥などその人にとって食べやすい料理を選び，少し食べてから他の料理も徐々に進めていきます。

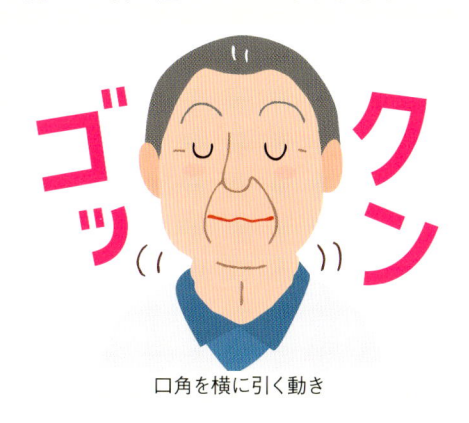

口角を横に引く動き

4…介助するときのスプーンの入れ方

食べ物（食塊）を口から咽頭（のど）に送り込むためには，食塊が舌の中央にあることが重要です。介助するときは舌の中央にスプーンを置き，口唇を閉じてもらい，そのまま少し上のほうに引き抜きます。食事介助は相手の呼吸に合わせてあげることが大切です。口の開け方が少なく，スプーンが入りにくい場合はスプーンを横に向け，スライドさせながら舌の中央に入れるようにします。

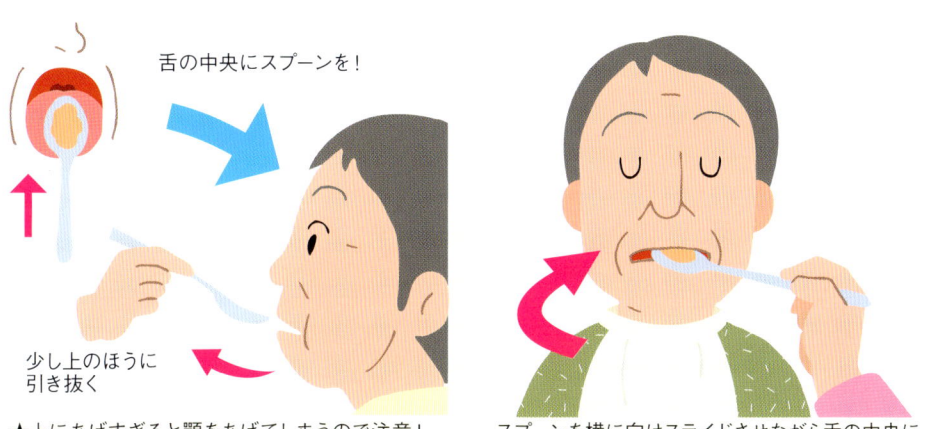

舌の中央にスプーンを！
少し上のほうに引き抜く
★上にあげすぎると顎をあげてしまうので注意！
スプーンを横に向けスライドさせながら舌の中央に
※うまく口の中にスプーンが入らないと，"すすり食べ"をするようになってしまいます。

10.「むせ」と「詰まらせる」を混同していませんか？対処法を知っておこう

「むせる」ということは，食べ物や飲み物が誤って気管に入ったときに，これらを喀出（かくしゅつ）しようとして起こります。一方で，「詰まる」ということは食べ物が気管に入る前の段階で食べ物と呼吸の通路をふさぎ，呼吸ができなくなる状態です。例えばふかしいもなどをあわてて食べて苦しい思いをしたとき

を思い出してください。私たちは水などを飲んで，うまく咽頭（のど）から食道へ，また食道から胃へと食べ物を送り込もうとします。このようなエピソードは誰でも一度は経験しているため，食事中にむせ込んでいるのを「詰まらせた状態」と勘違いしてしまい「水」を飲ませてしまうということがあります。前述したように，水は最もむせやすい食形態です。むせているときに水を飲ませてしまえば，さらにそのむせを助長してしまいます。これは絶対やってはいけない行動です。

　むせたときはかかとをつけ，しっかりと前かがみの姿勢をとりむせや咳を出しやすくします。ベッド上でも状態を起こし，咳が出やすいように介助をします。咳が出にくい場合は，「はぁー」「あー」と息や声を出してもらうことでうまく咳を引き出すことができます。また大きくむせる前には咽頭（のど）に食べ物が残りなんらかのサインを出しています。「エヘン」という咳払いや「コロコロ」「ゴロゴロ」とした音にできるだけ早く気づき，食べ方に注意したり，空嚥下（唾液だけを飲み込むこと）をしたりして大きなむせを予防しましょう。

11. 誤嚥を防ぐ口腔ケア

　口腔ケアは，誤嚥性肺炎を予防するといわれています。「義歯は1日1回洗浄液につけているから大丈夫！」などと過信していませんか？　実は単に洗浄液につけただけでは義歯についた細菌は十分にとりきれません。ブラシを使ってしっかり磨くことが大切です。面倒くさいと思われる方もいらっしゃるかもしれません。しかし，義歯も食器だと思って，毎食きちんと洗うようにしましょう。例えば，料理をのせた食器は毎食洗います。カレーを食べた後の汚れたお皿に，どんなに高級なお刺身をのせてもそれはおいしく食べられません。口の中も同様であり，義歯にカレーの食べかすが残ったままではせっかくのおいしい刺身の味もわかりません。

　口腔ケアを行うことで，誤嚥性肺炎の罹患率（りかん）が減ったとの報告もあり，とても大切なケアです。特に夜間の口腔内細菌の増加を防ぐために，寝る前の口腔ケアは必須です。また口腔ケアは，単に口腔内をきれいにするというだけではなく，ブラシなどの刺激により次のような効果があり，1日3回しっかりと行いたいものです。

🖉 口腔ケアがもたらす効果

- ☑ 口腔内を清潔に保ち，口腔疾患の予防と口臭を防ぐ
- ☑ 唾液の分泌を促進し，口腔乾燥を防ぐ
- ☑ 誤嚥性肺炎，呼吸器感染などの感染症を予防する
- ☑ 咀嚼や嚥下運動の改善を図る
- ☑ 味が敏感になり，食欲増進につながる
- ☑ 覚醒を促し，意識レベルがあがる
- ☑ 言葉がはっきりと出やすくなる

12. 栄養や水分も過不足なく！

　噛む機能や飲み込む機能が衰えてくると，食べる量が減り低栄養状態になりやすくなります。低栄養状態や脱水症により，熱発や肺炎などの感染症に罹（かか）りやすくなります。脱水症では痰などの分泌物もかたくなり，さらに食べ物をうまく飲み込めなくなります。安全に嚥下食を食べるために栄養状態を良好に保つということも重要です。うまく噛めない，飲み込めないと食材が限られてしまうこともありますが，調理を工夫することにより，主食だけではなく主菜や副菜など三つのお皿を揃え，たんぱく質やビタミン，ミネラルなどの栄養素が不足しないように配慮することが大切です。どうしても不足しがちな栄養素は市販されている栄養補助食品などで補うのも一つです。

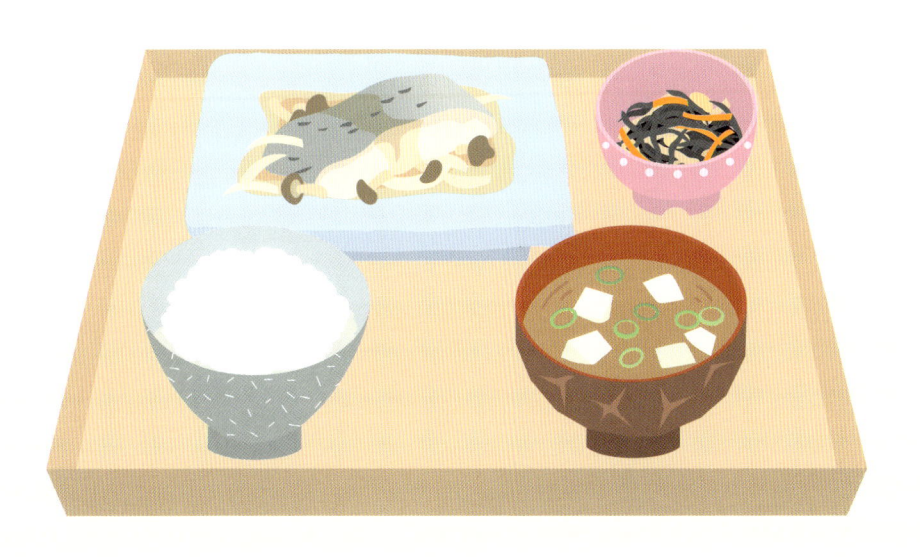

第3章

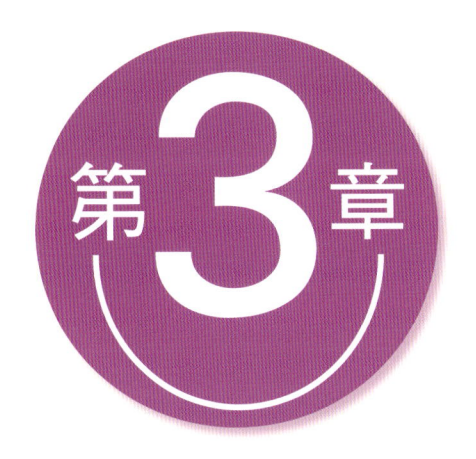

安心して食べるためのチェックリスト

安心して食べるための
チェックリスト

1. 毎回食べる前に行いたいチェックリスト

　誤嚥なく安全に食べていただくためには，食べているときだけではなく，食べる前から安全に食べられる環境に整えられているかということをしっかり確認しておくことが必要です．以下の項目を参考に，食べる前には毎回必ずチェックしておきましょう．

✏ Check!

- ☐ しっかり目覚めていますか
- ☐ 体温や血圧などバイタルサインは安定していますか
- ☐ お口は渇いていませんか
- ☐ お口の中に何も残っていませんか
- ☐ 痰がゴロゴロしていませんか
- ☐ 安定し，かつリラックスした姿勢をしていますか
- ☐ お腹はすいていますか

1…しっかり目覚めていますか

　何か活動するためには，しっかりと脳が働いていることが大切です．1日600回の嚥下のうち，夜間の嚥下回数は50回程度といわれ，やはり眠っているときには嚥下反射（ゴックン）も起きにくいようです．日中でも横になっている時間が長く，いつもボーッとして過ごしている人や，食事時間になってもなかなか目が覚めない（覚醒が悪い）人は，十分に嚥下反射を意識できず誤嚥のリスクが高くなります．しっかりと体を起こし，口腔ケアや食前の準備運動（25頁参照）などでしっかりと覚醒していただき，食事を始める

ようにします。

　また，食事量や飲水量が減り，脱水気味になることで覚醒が悪くなる場合もあります。食事や水分摂取量が不足していないか確認をしましょう。

2…体温や血圧などバイタルサインは安定していますか

　熱があったり，血圧が高くなっていたりしていませんか？　普段の様子と何か違うな？　ということはありませんか？　体調がすぐれないときは食べるだけで疲労感が強くなり，普段問題なく食べられていたものもむせてしまうことがあります。このような体調不良の場合は，いつもより食事時間を短くしたり，お粥やプリンなどやわらかく食べやすいものにしたり，普段椅子で食べていたとしても，ベッド上で食べるなど体に負担がないように工夫しましょう。

3…お口は渇いていませんか

　口の中は常に唾液で潤っています。しかし，高齢者や噛む機能，飲み込む機能が低下した人は，唾液の分泌が低下したり薬の副作用で口が渇いてしまっています。口が渇いていると食べ物を噛んだり飲み込んだりしにくくなります。食べる前に，うがいを行ったり口腔ケアなどで口の中の粘膜を刺激したりするなどして，潤っているようにしましょう。唾液腺（耳下腺，舌下腺，顎下腺）のマッサージもあります。

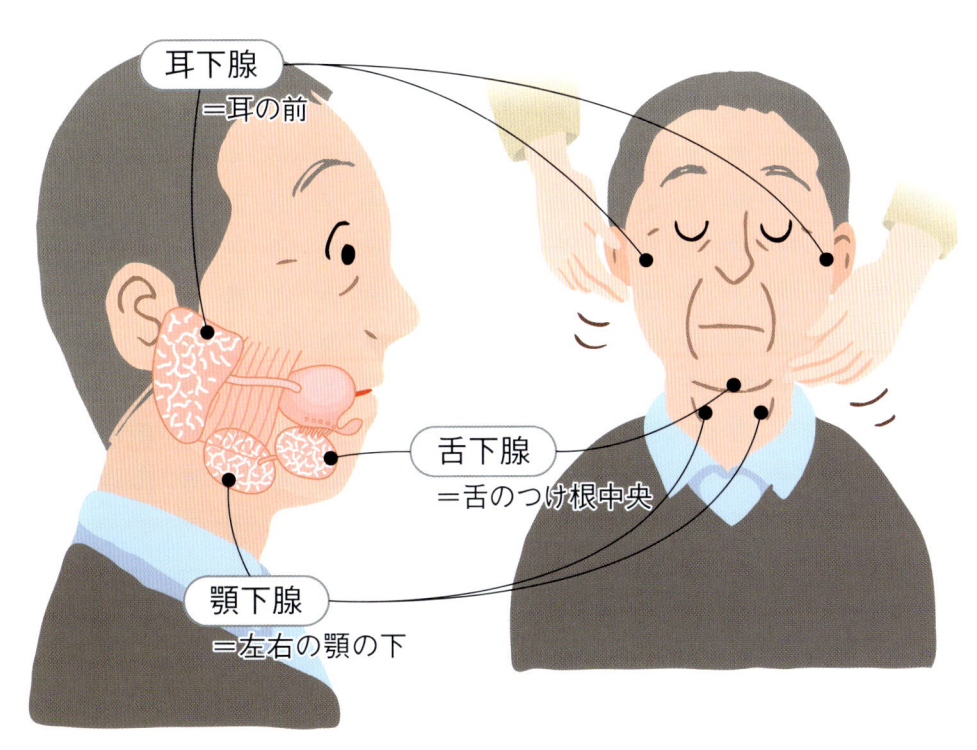

耳下腺
＝耳の前

舌下腺
＝舌のつけ根中央

顎下腺
＝左右の顎の下

3大唾液腺の場所を意識しながら，人指し指と中指でやさしくマッサージする

4…お口の中に何も残っていませんか

　前に食べた後にはしっかりと口腔ケアができていましたか？　口の中が汚れたままだと味が感じにくくおいしく食べられません。しかも，食間中に口の中が乾燥したりベタベタして口の動きが悪くなります。食前にもう一度口の中を確認しておきましょう。

5…痰がゴロゴロしていませんか

　飲み込む機能が低下してくると咽頭（のど）に食べ物や唾液が溜まりやすく，痰などの分泌物も出やすくなり，ゴロゴロとしていることがあります。痰が絡んでいる状態では十分に食べ物が咽頭（のど）を通過できず，残りやすくなってしまいます。食前にうがいをしたり，エヘンと咳払いをしたり，必要に応じて吸引するなどして咽頭（のど）の中もきれいにしておきましょう。

6…安定し，かつリラックスした姿勢をしていますか

　どんな姿勢で食べていますか？　椅子に座っている人はしっかり床にかかとがついていますか？　背中が椅子にもたれすぎていませんか？　ベッドのギャッジアップで食べる人は，しっかり体は上にあがっていますか？　ずり落ちないように膝が高くしてありますか？　枕が低くて顎があがった状態になっていませんか？

　姿勢は本人の状態に合わせて安定させることが大切です。力みすぎずリラックスした状態を保てているか，窮屈そうにみえないかも確認するときの目安の一つです（27頁参照）。

7…お腹はすいていますか

　空腹は何よりも勝るごちそうです。どんなに食環境を整えても，お腹がすいていなければ食欲も出ずおいしく食べられません。「お腹はすいていますか？」と声をかけたり，適度にお腹がすくように食事時間の間隔を工夫したりします。さらに起床時間や就寝時間を工夫すると食事時間も決まってきます。ただし，お腹がすきすぎてしまうことでがつがつ詰め込んでしまい，誤嚥のリスクが高くなってしまうこともありますので，注意が必要です。

2. 食べる機能の低下を早く発見するために，日頃から意識していたいチェックリスト

　食べる機能が低下し，食べ物が気管に入る（誤嚥）などすると，それが原因で肺炎になってしまうことがあります。特に高齢者にとって食べる機能の低下は，全身の状態に大きく影響し，致命的なリスクとなる場合もあります。食べるということは毎日のことだけに見逃しがちですが，食べる機能の低下をできるだけ早く見つけ，対応できるように，日頃から次のようなことに注意しておきましょう。

Check!

- □ やせてきた，体重が減ってきた
- □ 食事時間が長くなった
- □ 痰が出やすい
- □ 食べ物の嗜好が変わった
- □ 食べ物が噛みにくい
- □ 口の中やのどに食べ物や飲み物が残りやすい
- □ お茶や汁物でむせることがある
- □ 食事中や食後に咳が出る
- □ 微熱が出やすい，肺炎になったことがある

1…やせてきた，体重が減ってきた

　しっかり食べているはずなのに体重が増えない，または食べる量が減って体重が減ってきてしまったなどにはさまざまな原因が考えられますが，その原因の一つに噛む機能や飲み込む機能の低下が考えられます。栄養や水分の不足は体力や免疫力が低下し，感染症に罹りやすく，より肺炎のリスクが高くなってしまいます。

2…食事時間が長くなった

　噛んだり飲み込んだりすることが困難になると，それだけ食事に時間がかかるようになります。食事に時間がかかるようになったときには，食べるところを注意して観察し，食べにくいものはないかなど尋ねてみてください。

3…痰が出やすい

　咽頭残留や誤嚥をしていると痰が出やすくなります。口の中に食べ物が残りやすくなり，そのまま放置していると細菌感染の原因にもなります。さらに口が乾燥していると痰は濃くなり，痰による窒息の危険も出てきます。口腔ケアなどをしっかり行うことで，少しでも痰の量を減らすことができます。

4…食べ物の嗜好が変わった

　今まで食べていたものを食べなくなった，好まなくなったということはありませんか？ 嗜好の変化の原因には，義歯の不具合や口腔内環境の変化（痛みや腫れ）とともに，噛む機能や飲み込む機能の低下が考えられます。例えば肉はかたくて食べられない，うまく口の中でまとめられない，汁物はむせるから飲みたくない…などです。口の中が汚れていたり，動きが悪いと味も感じにくくなります。「昔はこうだった…」という情報も大切ですが，単に偏食ととらえずに今現在どうなのかということにも視点を置き，よく観察してください。

　もし，噛む機能や飲み込む機能が低下しているようならば，どんな食べ物が食べにくくなっているのか，どういう食べ方をしているときに食べにくいと感じているのかを聞き出し，食べ物や食べ方の工夫をすることが必要となります。

5…食べ物が噛みにくい

　義歯の不具合や口腔内環境の変化（痛みや腫れ）とともに，噛む機能や飲み込む機能の低下が考えられます。また歯だけではなく，舌や頬の筋力の低下や口腔乾燥なども噛みにくい原因の一つにあげられます。どのような食べ物がどのように噛みにくいのかということを尋ね，対応していく必要があります。

6…口の中やのどに食べ物や飲み物が残りやすい

　うまく噛めなかったり，飲み込みやすい一つの塊（食塊）にまとめられないと，口の中に食べ物が散らばり残ってしまいます。うまくまとまらないまま飲み込んでしまうと，のどにも残ってしまいます。残った食べ物は気管に入りやすく，誤嚥につながる危険があります。のどの中は見えにくいものですが，口の中に食べ物が残りやすい人は，のどにも残っている可能性が高いといわれています。

7…お茶や汁物でむせることがある

　飲み込む機能が低下してきたとき，お茶や汁物などの液体は最もむせやすい食形態です。特に汁物はスープと具のように液体と固形という別々の食形態のものを一緒に食べることでむせやすくなり，「味噌汁誤嚥」などという言葉もあるくらいです。

　一方で飲み込む機能が低下すると，反射的にむせる機能も衰え，誤嚥してもむせられないということもあります。これを「むせない誤嚥」「不顕性誤嚥」といい，知らないうちに誤嚥して肺炎になってしまうことがあり，注意が必要です。

8…食事中や食後に咳が出る

　反射的に出る「むせ」だけではなく，咳やくしゃみにも注意が必要です。夜になると咳が出るということもあります。夜間の咳は，夜ベッドに横になることで，一度胃に入った食べ物が食道から逆流してこれを誤嚥している可能性があります。この場合は食べたらすぐには横にならず，2時間くらいを目安にリクライニングさせるなど頭を高くしておくとよいでしょう。飲み込んだ直後ではなく少し遅れて出る咳や，食事の後少し時間が経ってからの咳にも注意が必要です。

9…微熱が出やすい，肺炎になったことがある

　誤嚥が原因で熱発したり肺炎になったりします。高齢者は微熱程度でも肺炎になっていることもあり，注意が必要です。また，以前肺炎になったことがある人は，その原因が誤嚥によるものである可能性があります。肺炎の治療だけでなく，その原因を明確にし，誤嚥による肺炎であれば繰り返してしまわないように，姿勢や食べ方，食べ物など，さまざまな点に配慮します。

第4章

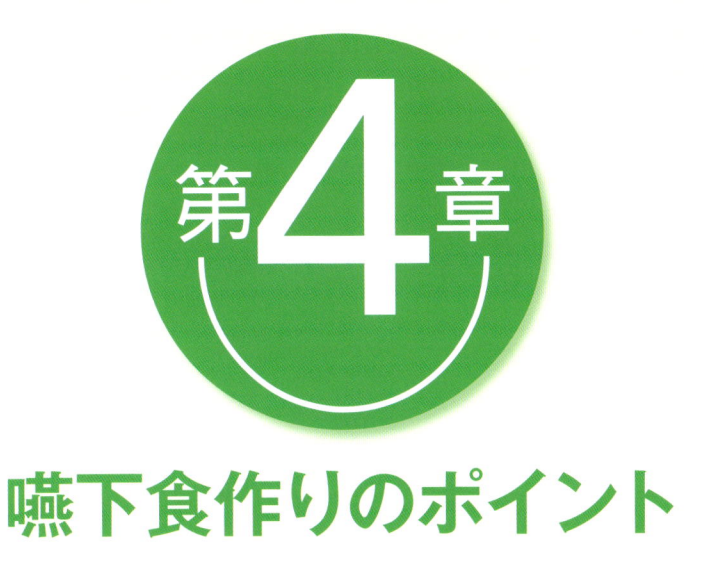

嚥下食作りのポイント

嚥下食作りのポイント

1. 飲み込みやすくするための調理の工夫

　嚥下食を理解し調理していくためのキーワードは「食塊」です。この「食塊」をイメージできるような調理の工夫をすることが大切です。咀嚼しやすく，飲み込みやすくするための調理の工夫には，❶加熱をして料理をやわらかくすること，❷隠し包丁など切り方を工夫し，味をしみ込みやすく，かつ火が通りやすくすること，❸パサパサしないように適度に水分を補うこと，❹口当たりの滑らかさを助けるために油脂を添加すること，❺バラバラになるような食材をまとめるためにつなぎを利用すること，❻サラッとした液体ではむせやすいために適度にとろみをつけること，❼細かくきざみすぎないことなどがあげられます（図3）。

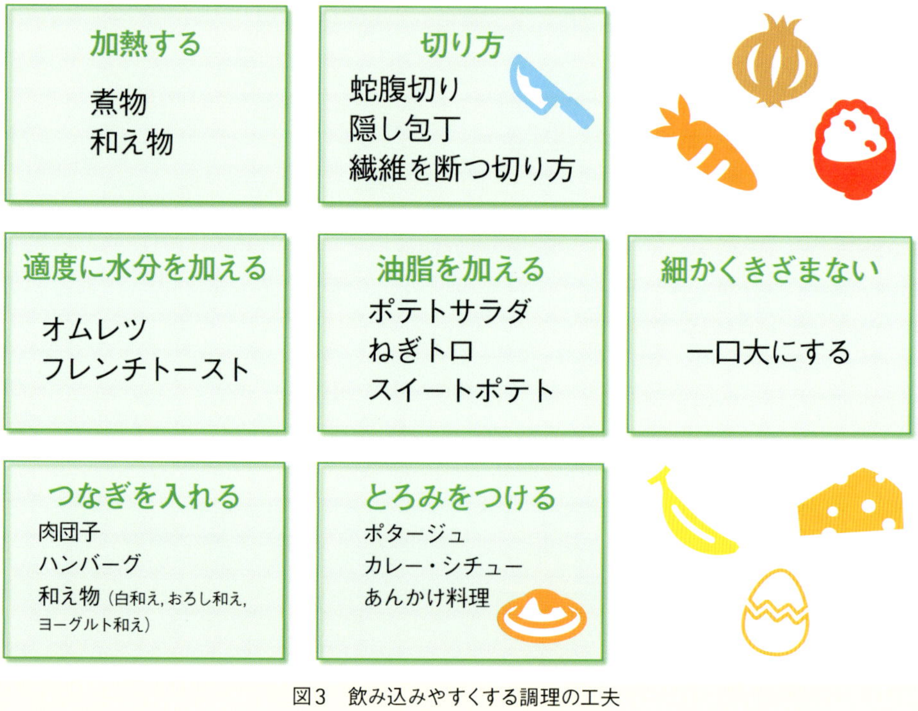

加熱する
煮物
和え物

切り方
蛇腹切り
隠し包丁
繊維を断つ切り方

適度に水分を加える
オムレツ
フレンチトースト

油脂を加える
ポテトサラダ
ねぎトロ
スイートポテト

細かくきざまない
一口大にする

つなぎを入れる
肉団子
ハンバーグ
和え物（白和え，おろし和え，ヨーグルト和え）

とろみをつける
ポタージュ
カレー・シチュー
あんかけ料理

図3　飲み込みやすくする調理の工夫

この七つのポイントを食材や料理により組み合わせることで、飲み込みやすい嚥下食ができ上がります。また、ミキサーにかけないとうまく飲み込めないという人も、これらのポイントを押さえながら調理したものをミキサーにかけると舌触りも滑らかになり、飲み込みやすくなります。

2. 切り方の工夫で噛みやすくする　レシピNo. ❼ ⓮ ⓲ ㉔

加齢とともに口腔内の環境が変化し噛む機能が低下します。歯がなくなり義歯を使用することもあります。前にも述べましたが（10頁参照）、歯には切歯、犬歯、臼歯などがあり、咀嚼運動における働きはそれぞれ異なっています。例えば切歯は野菜や果物をかじりとり、犬歯は肉などを噛み切り、臼歯は穀物などをすりつぶす働きをします。食べ物が噛みにくいなぁと感じてきたとき、それはうまく噛み切れないためなのか、それともうまくすりつぶせないためなのかによってその対応は変わってきます。かたいものをうまく噛み切れないとき、隠し包丁を入れたり蛇腹切りにしたりすることで、噛み切りやすくすることができます。蛇腹切りは、たくわんなどの漬物やりんごなどかたい食べ物でも、最初のひと噛み、ふた噛みを助けてくれます。

また煮物など加熱調理するものでも、野菜などにどのような方向性で繊維が走っているのかをよく考え、その繊維を断つような切り方をします。例えばきんぴらごぼうの切り方の一例（図4）では、きゅうりの斜め切りをするように最初に切ってから千切りにします。玉ねぎも同様に繊維を断つように切り、調理します（図5）。

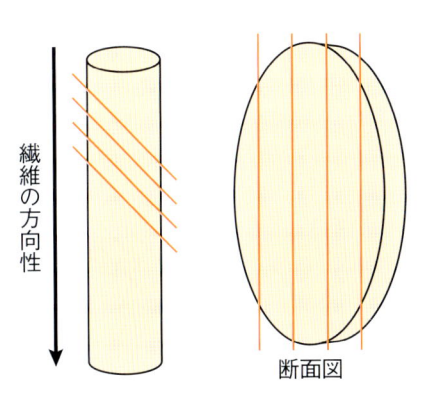

図4　きんぴらごぼうの切り方の例

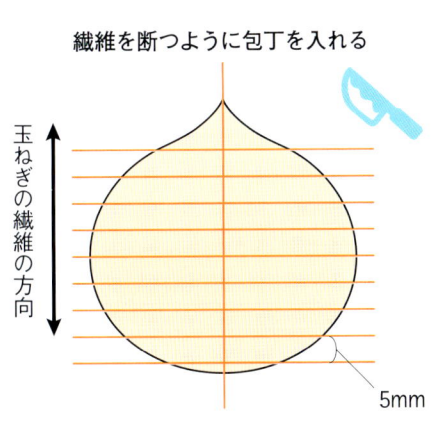

図5　玉ねぎの切り方の例

また食べ物は細かくなっているのではなく，その表面積が大きく，ある程度の厚みがあるほうが口に食べ物が入ったときにそれをしっかりと認知することができ，認知機能の低下した人や普段あまり噛まないような人でも咀嚼を引き出すことができます。例えば味噌汁の大根も千切りではなく，5mmのいちょう切りにします。ここで注意したいのは，ただ大きく切っただけではなくやわらかく調理することが必要です。

3. 大きさではなくかたさに注意！ レシピNo. ④ ⑥ ⑩ ⑫ ⑮ ⑯ ⑳ ㉗ ㉘

　「食べやすさ」を考えたとき，食べるときの料理の「大きさ」と「かたさ」という二つの指標があります。「大きさ」に着目しているのが「きざみ食」。1cmきざみ，5mmきざみなどがありますが，これは，実は食べにくいということを何度もお話してきました。そうではなく，「かたさ」を工夫します。「かたさ」というと，お肉のように歯でしっかりと噛み切らなければならない「かたさ」やじゃがいもの煮物など歯茎で噛める「かたさ」，圧力鍋などを使って舌でもつぶせる「かたさ」などさまざまあります。家庭では加熱時間を長くしたり，圧力鍋などを用いて加熱したりすることでやわらかく調理することができます。「やわらかい料理」とはほとんどが加熱調理したものです。調理方法としては，煮る・蒸すがメインになります。時間をかけてしっかり加熱をすることで，やわらかく仕上がります。切り干し大根の煮物も20分かけて煮れば食べられますが，さらに20分加熱することで，噛む機能が低下した人にとっても食べやすくなります。ただし，すべて加熱しなければならないのではなく，"刺身" や "皮むき房なし果物" "皮なしトマト" などは工夫次第で生でもおいしく食べられます。

4. パサパサ料理は飲み込みにくい レシピNo. ②〜④ ⑧ ⑬ ⑯ ㉖

　おいしい「ふかしいも」。誰でも一度はあわてて食べてむせたり，のどに詰まらせてしまったりした経験があるかと思います。この「ふかしいも」はなぜのどに詰まらせてしまうのでしょうか。
　それは，食品に含まれる水分量が少ないということが原因の一つです。同様なものにパンやゆで卵の黄身，クッキーなどがあります。実は窒息しやす

い食品の上位にもロールパンがあげられています。私たちはこのような水分の少ない食べ物を食べるときは，歯で噛み砕き，唾液を出し，咀嚼しながらペースト状にして咽頭（のど）に送り込んでいきます。噛む機能や飲み込む機能が低下している人は，噛み砕く，すりつぶす，唾液と食べ物を混ぜるなどの行為が困難になり，十分に食塊を作ることができなくなります。こんなときに水分の少ない料理をそのまま提供すると，とても食べにくく窒息の原因にもなってしまいます。

　そこで，このパサパサ感を補うために，食品や料理に水分を加えて調理します。例えば，ふかしいもは生クリームや牛乳を加えてスイートポテトにします。パンは卵や牛乳に浸して焼くフレンチトーストやパンプリン，パン粥などもよいでしょう。卵料理はゆで卵ではなく，スクランブルエッグや半熟卵，ポーチドエッグ，温泉卵，オムレツなどにすれば，やわらかく食べることができます。他にもお浸しは煮浸し，焼き魚は煮魚や蒸し魚，水分の少ない料理にはあんかけにするなどして工夫することで，噛みやすく飲み込みやすくなります。

　しかしここで注意したいのは，飲み込む機能が低下してくると水分でむせやすいため，水分が多すぎてもだめだということです。お浸しではなく煮浸しにしたのはいいけれど，煮汁が多すぎて煮汁の中に葉ものが散らばっていてはうまく食塊としてまとめられず，さらにその煮汁で誤嚥してしまいます。お粥なども同様で，全粥ならよいのですが，7分粥や5分粥などは重湯の割合が多く，米粒と分離してしまっているため誤嚥しやすいものです。多すぎず少なすぎず＝適度な水分量の食事。ここでも「食塊」をキーワードに，口の中でうまくまとめられるように，料理により調整する必要があります。

　このように調理すると，あとでミキサーにかける必要がある場合でも，加える水分量は少なくてすみ，本来の料理の味を生かし，またきれいに仕上げることもできます。

5. 油脂を加えて口当たり滑らかに　レシピNo. 8 16 21 23 25 26

　「パサパサ」「ボソボソ」。これは嚥下食には適さない言葉です。食べ物を口の中で噛み砕き，食塊形成し，口から咽頭（のど），咽頭（のど）から食道へ移送されていくには，食塊の滑らかさは大事なポイントです。では，その

滑らかさを出すためにどんな工夫があるのでしょうか。

　その工夫の一つに，"油脂を加える"ということがあります。例えば，ホクホクと蒸したじゃがいもはつぶしてもパサパサしていますが，お祭りなどでよく見かける「じゃがバター」は溶けたバターが滑らかになり，口当たり良く飲み込みやすくなります。ポテトサラダもマッシュポテトにマヨネーズを加えることで滑らかになります。スイートポテトはさつまいもに生クリームやバターを加えます。いも類をやわらかくするために牛乳やスープを加えただけでは，水分がうまく入り込まず，ボソボソ感は残ってしまいます。一方でバターや生クリームを加えることで，いもとしっかり混ざって滑らかな舌触りになります。

　他に，意外に飲み込みやすいとされている「刺身」。まぐろの刺身は，赤身よりも中トロなど少々脂がのっているほうが口の中に入れたときに脂が体温で溶けて滑らかになります。魚は加熱すれば，たんぱく質が熱変性し，パサパサして飲み込みにくくなりますが，生の状態はとても飲み込みやすい状態です。

　「油」と「脂」。植物性由来の「油」は常温でも液体ですが，動物性由来の「脂」は常温では固形です。したがって，脂を口に入れて体温で溶けることで滑らかさを感じ，脂のうまみや甘味がさらに「おいしさ」を増すのです。先ほどのスイートポテトも冷めれば少々かたくなりますが，食べる直前にほんの少し温めてあげるだけでやわらかくなり食べやすくなります。

　ところで，最も誤嚥しやすいものは液体といわれています。その液体に油を加えることで，トロッとして滑らかになり飲み込みやすくなります。実はこれは「乳化」という現象で，まったく性質の違う水と油がうまく混ざることを指します。例えばドレッシングは泡立て器でしっかり混ぜたり，ドレッシング瓶をよくふったりすればドロッとしてきます。これも乳化現象です。液体（この場合はお酢）と油をただボウルに入れただけではおいしくありません。しっかり混ぜて乳化させればおいしく舌触りも滑らかになります。同様の原理を用いて，水分をたっぷり含んだ野菜類をミキサーにかけるとき，ほんの少しオリーブオイルなどを加えるとトロッとして滑らかになります。青菜などは青菜臭さも油の風味と合わさっておいしくなります。

第4章 ● 嚥下食作りのポイント

6. つなぎの利用！ 食塊をイメージしよう！ レシピNo. ① ⑤ ⑧〜⑫ ⑮〜㉔ ㉙ ㉚

　キーワードの「食塊」。この食塊を調理で表現するために，最もよく使う工夫が「つなぎ」を使うということです。「つなぎ」というと，どのようなものを思い浮かべますか？
　ハンバーグを作るときの卵や，小麦粉，パン粉，牛乳などでしょうか。「食べにくいものを食べやすくまとめる」と考えると実はいろいろな「つなぎ」が存在します。

✎ つなぎのいろいろ

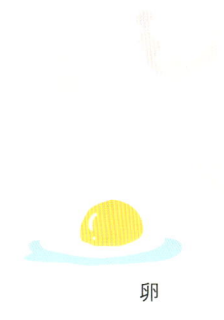

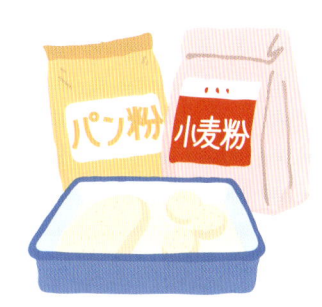

卵

小麦粉やパン粉，上新粉

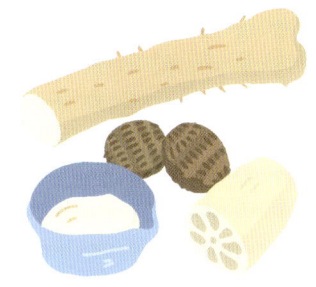

里いもや山いもをつぶしたもの，
れんこん（すりおろし加熱したもの）

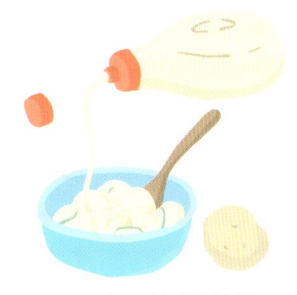

マヨネーズなどの油脂

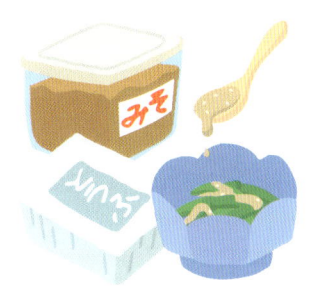

和え物の和え衣
（豆腐や味噌，練りごまなど）

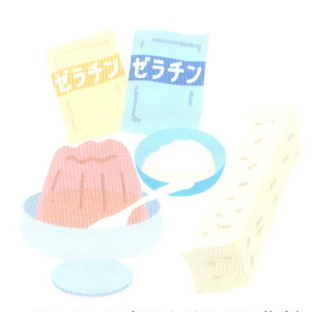

ゼラチンや寒天などのゲル化剤

　卵はハンバーグや肉団子のつなぎとなります。卵とじは野菜などの食材を半熟にまとめて仕上げます。小麦粉やパン粉は食材の中から出る水分を吸ってまとめてくれます。里いもや山いもを蒸してつぶし，肉団子の具に混ぜればより一層やわらかい団子に仕上がります。白玉粉にじゃがいもや豆腐を混ぜて練るとやわらかい白玉団子ができ上がります。蒸したじゃがいもを滑らかにするために，マヨネーズを加えてサラダにします。白和えのお豆腐や酢

味噌和えの味噌，ごま和えの練りごま，おろし和えの大根おろし，ヨーグルト和えのヨーグルトなども和え物の材料を食べやすくまとめてくれます。魚料理も食べにくいものの一つですが，蒸し魚をあんかけにするとき，その「あん」はつなぎの役割を果たしてくれています。

ゼラチンや寒天は飲み込みにくいとされる「お茶や果汁」などを固めて食べやすくしています。特にゼラチンゼリーは，咽頭（のど）を通過するときに「お茶や果汁」をうまくまとめてくれます。ただし，寒天は商品や作る濃度により口の中でバラバラになることがあり注意が必要です。

食事介助できざみ食を食べているとき，主食の全粥に食べにくいきざみ食のおかずを混ぜながら介助しているという場面を目にすることもありますが，これもある意味，全粥をつなぎにしてきざみ食を一緒に食べているということなのかもしれません。でもこのような食べ方では，本当においしく食べられているのか疑問です。

7. とろみをつける　レシピNo. ③ ⑬ ㉔ ㉕

　第1章でもお話しましたが，飲み込む機能が低下した人にとって，水やお茶のようにサラッとしたものはむせやすいといわれています。とろみをつけることで，液体が口や咽頭（のど）をゆっくりと通過できるようになり，「ゴックン」という嚥下反射のタイミングがとりやすくなります。

　かきたま汁やポタージュスープ，カレーやシチューなど，わずかにでもとろみがついている料理は，飲み込みやすくなりむせにくいものです。

　中でも嚥下障害者用増粘剤（とろみ調整食品）は，温度や味に関係なく液体にとろみをつけることができ，最近では以前に比べて見た目や味，香りの変化も少なく使いやすくなりました。各社からさまざまな増粘剤が出ており，選ぶときには味や香りの淡白なお茶を使って必ず試食をします。オレンジジュースなどを用いると味や香りが強すぎて，増粘剤本来の特徴がわかりにくくなります。以下，とろみ調整食品を選ぶ際のポイントを示しておきます。

1…ダマになりにくいか

　加える飲み物を攪拌しながら少しずつ増粘剤を加えます。ダマになれば十分分散できず，でき上がりの濃度も変わってしまいます。

2…透明性はあるか

おいしさの要素として"見た目"はとても重要です。とろみがついていてもおいしそうと思えるように，見た目の色や透明感が変化しないということは大切です。

3…べたつき感

適度なとろみはよいが，ある程度濃度が高くなるとベタベタしてしまい，口や咽頭（のど）で残留しやすくなり誤嚥のリスクも高くなります。製品によっては少しのとろみでもベタベタするものもあります。

4…味や香りの変化

とろみをつけると，味や香りは多少変化します。おいしく飲んでいただくために，できるだけ味や香りの変化の少ない増粘剤を選びます。

どの製品も使用量が増えればかたさやべたつき感（付着性）が増してしまいます。薄い濃度ではむせてしまうという場合には，とろみのついた飲み物よりもゼリーとしての水分摂取をお勧めします。「とろみ」と「ゼリー」は物性がまったく異なり，見た目のかたさが似ていても，とろみはベタベタし，ゼリーは付着性が低くのど越しがよいのです。

8. 市販食品はこう扱う！ レシピNo. ③ ⑦

とろみ調整食品，介護食品，一般加工食品など，さまざまな食品が市販されるようになりました。一般の加工食品もレトルト食品，缶詰，冷凍食品などその形態もさまざまです。市販食品はある一定の加工がされ長期間保存できるようになっているため，いくつかを買い置きしておき，忙しいときや時間のないときにうまく利用していくことで，介護生活を乗り切ることもできます。またミキサーにかけてムース状に作ってある商品もあり，普段の調理ではなかなか手間をかけられないようなものも食べてもらうことができます。かたさや味付けなどの指標にもなり便利です。しかし，いつも同じようなものではどうしても飽きてしまいます。そんなときにはそのまま食べるのではなく，それをミキサーにかけてソースとして利用したり（例えばシチュー→クリームソース），ゆで野菜などを加えて味を調えなおしたりすることで，飽きなく食べることができます。

他にもおかずとしてではなく，水分補給用のゼリーや少し栄養を補いたいときに使う高栄養（エネルギーやたんぱく質補給）食品，ビタミン・ミネラル補助食品，食物繊維食品などが，ドリンク，ゼリー，粉末というさまざまな形態で販売されています。

9. ミキサーの種類と扱い方のポイント　レシピNo. ⑨ ⑭ ⑱ ㉕ ㉗

　うまく咀嚼，食塊形成できない，そんなときにその機能に合わせてスプーンやすり鉢でつぶしたり，ミキサーにかけたりして調理します。「ミキサー」と一言に言っても，容器とカッターがくっついているタイプのフードプロセッサー（❶）やジューサーミキサー（❷），ミルサー（❸）とバーミキサー（❹）のように容器の中で直接粉砕できるタイプ（写真5）があります。病院や施設などの大量調理では5～10ℓの大きなミキサーもあり，数十人分の材料でも一度にミキサーにかけることができます。

　在宅で嚥下食を作るとき，実は一番難しいのは1人分をミキサーにかけるということです。大きなタイプのものでは，容量が少ないとうまくカッターに絡まずきれいに粉砕できません。またフードプロセッサーは素材のみじん切りなどにはよいのですが，でき上がった料理を粉砕するには少し粗い目の仕上がりになります。また水分を多く含むようなものはもれやすいということもあります。ジューサーミキサーは比較的きれいに細かくすることができますが，ある程度の水分とその容量がなければきれいには仕上がりません。ミルサーはフードプロセッサーの機能を容量が少なくても可能にできるもので，煮干やお茶を粉末状にできるなどでよく紹介されています。バーミキサーのようなタイプは，器の中で直接粉砕することができ少量の水分量でペースト状になります。カッターもそれほど大きくなく，1人分でも十分粉砕することができ比較的便利です。

　また料理は1品だけではなく2～3品のメニューを準備することもあるで

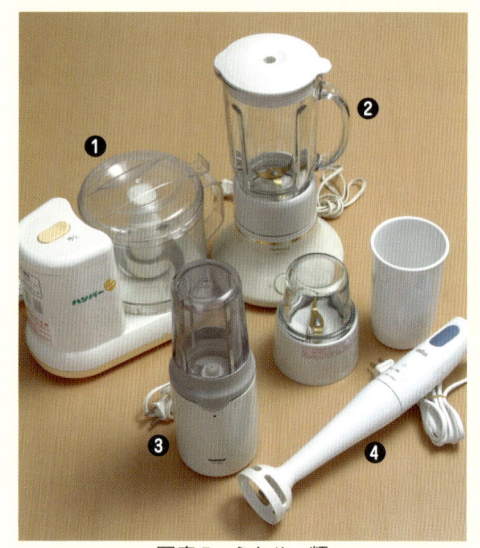

写真5　ミキサー類

しょう。ミキサーの調理上の特徴だけでなく，何品か作る中での洗浄の手間なども，使い勝手の良し悪しの一つとして大事な選択肢となります。ジューサーミキサーなどはカッターを直接洗うのではなく，洗剤と温湯を入れ数秒ほどミキサーを回すとそれだけで十分洗浄することができます。バーミキサーも同様に洗うこともできますし，容器に直接カッターがついていないので別々で洗うこともでき安全です。

最近ではさまざまなミキサー類が販売されており，値段も数千円～数万円と異なります。在宅でミキサー類を用いて嚥下食を作るときは，前述の特徴を把握したうえで1人分を作るということを念頭に置き，容量が少しで，使い勝手のいいものを選ぶとよいと思います。

10. 目で見て食欲アップ！ おいしく食べる　レシピNo. ④⑧⑨㉕

嚥下食というと，ミキサーにかけたりして，どうしても見た目が悪いというイメージがありますね。ゼリー寄せなどにすればよいのですが，時間もないし，在宅でなかなかそこまでできない，ということもあるでしょう。そんなときには，ちょっと視点を変えて食器を上手に選んでみましょう。形がないから，どんなお皿に盛っても同じ，と考えないでください。お料理の色や量と食器の色，大きさや深さなどちょっと変えることで，目の前の嚥下食もとてもおいしそうに見えます。

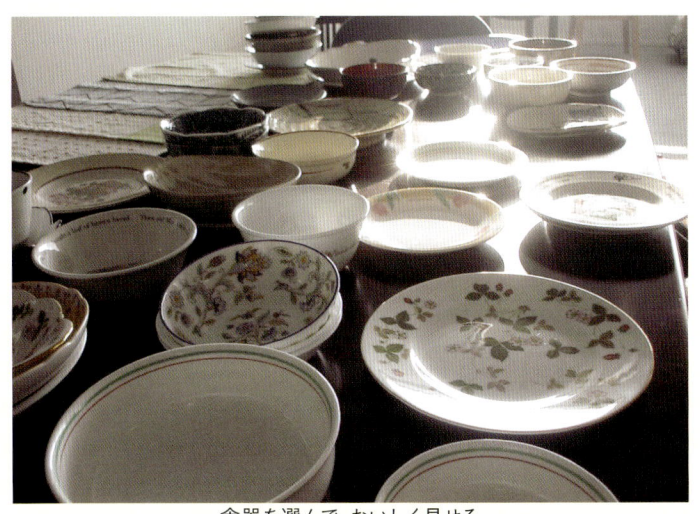

食器を選んで，おいしく見せる

第5章 嚥下食レシピ

レシピ集の特徴

　嚥下食を調理するときは，1) 食材の特徴を理解し，2) 食塊をイメージして調理の工夫をし，3) 毎日の食事としてバランスよく組み合わせるという三つがポイントとしてあげられます。

　本章では，前章での嚥下食作りのポイントを組み合わせたレシピをご紹介します。普段，すぐに手に入るような食材を使い，できるだけ手間を少なく，簡単に，かつおいしそうなメニューに仕上げました。「嚥下食」という"難しい""特別な食事"というイメージをなくし，身近な料理でも嚥下食としても提供できるのだ，と知っていただければと思います。

　まずは，料理の大きな写真を掲載し，でき上がりをイメージしてもらいます。次に，食材の写真とその分量を提示します。中にはこんなに少ない材料で作っているの？　と思えるほどシンプルなメニューもあります。作り方は箇条書きし，できるだけわかりやすく，『私も作れそうかな？』『作ってみたい！』と思っていただけるように工夫しました。鍋などで作る通常の作り方だけではなく，電子レンジを使うなど，時間のない方にとっても効率よく作れるように，さまざまな調理法のポイントが盛り込まれています。

　また嚥下食作りに関するポイントは，別に具体的に提示し，写真やイラストを入れて見やすくまとめました。これらは，在宅訪問栄養指導などでも利用者やそのご家族にお伝えするときのポイントです。

　さらに，献立を考えるときに栄養バランスよく，料理を組み合わせることができるように，「主食」「主菜」「副菜」「汁物」「デザート」と分けて表示もしました。それぞれを一つずつ組み合わせることで，バランスよい食事をお出しすることができます。

　そしてこのレシピ集は，そのレシピを知ることだけが目的ではありません。前章の嚥下食作りのポイントが，一つの料理に一つとは限らず，いくつかのポイントを組み合わせて作っています。同じようにポイントを押さえながら他の食材を使って調理することで，料理のバリエーションが増えていきます。これらの嚥下食作りのポイントをさらに理解してもらうために，前章の内容とともに見てください。

主食

レシピNo.1

あると便利！
つなぎを工夫したやわらか鶏団子

鶏団子の雑煮

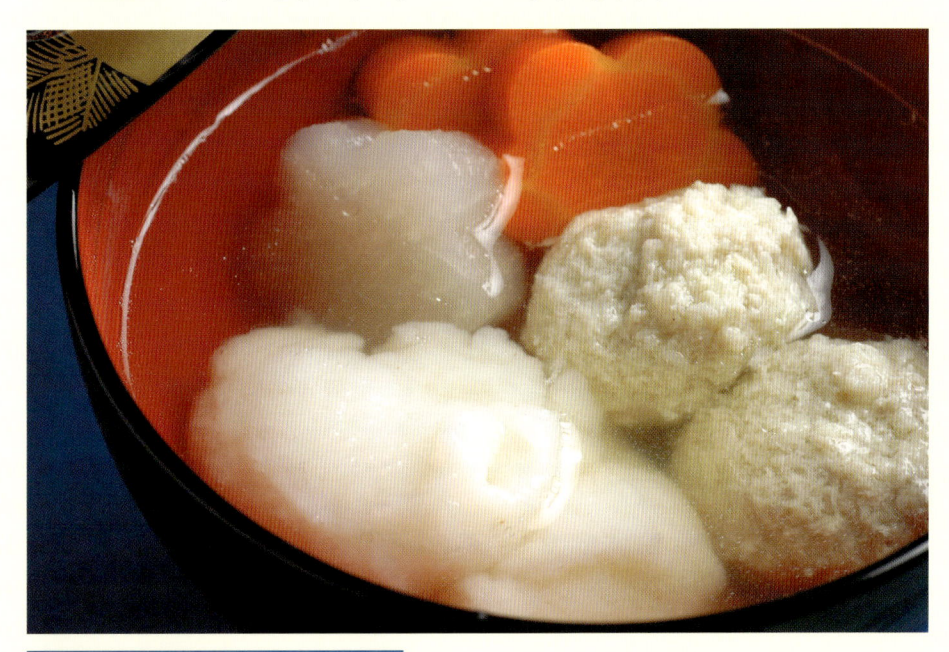

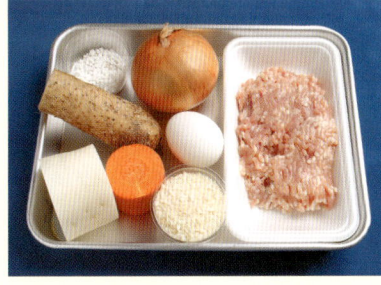

材料（2人分）

●鶏団子（約25個分）
- 鶏ももひき肉 200g
- 玉ねぎ 中1個
- パン粉（乾燥）.................... 大さじ山盛り3杯
- 卵 1個
- おろししょうが .... 少々
- 塩 小さじ1/2杯
- こしょう .... 少々

●長いももち
- 長いも 110g
- 白玉粉 10g
- 水 大さじ1杯
- 大根 花形に抜いて6枚
- にんじん 花形に抜いて4枚
- だし汁 2カップ
- 塩 .... 少々
- しょうゆ .... 少々
- 片栗粉 小さじ1杯
- 水 小さじ2杯

作り方

1. 鶏団子を作る。玉ねぎをおろし金ですりおろす。
2. 1にパン粉を加え，パン粉に玉ねぎの水分を吸わせておく。
3. 2に鶏ももひき肉，卵，おろししょうが，塩，こしょうを加え，粘りが出るまでよく混ぜる。
4. 湯を沸かし，3を団子状にして落とし入れ，ゆでる。
5. 鶏団子が浮いてきたらしばらくゆで，十分にゆで上がったらザルにあげる。
6. 大根，にんじんは7〜8mmのやや厚めの輪切りにし下ゆでをする。
7. 6がやわらかくゆで上がったら花形で抜く。
8. だし汁または団子のゆで汁に，鶏団子（1人2個）と花形に抜いた大根とにんじんを入れ煮る。
9. 塩，しょうゆを加え，味を調える。
10. 長いももちを作る。長いもは皮をむき，おろし金ですりおろす。
11. 白玉粉を分量の水で溶き，10の長いもを加えしっかりと混ぜ合わせる。
12. 浅めの小鉢を二つ用意し，1人分ずつ入れ，ふんわりとラップをかけ電子レンジでそれぞれ1分ずつ加熱する。端と真ん中が同じ色になっていれば蒸し上がり。
13. 12を2等分（1人2個）し，9の鍋に入れ一煮立ちさせ，水溶き片栗粉でとろみをつける。

ここが Point!

Point 1
➡ 肉と同量の玉ねぎを使うことでやわらかい仕上がりになります。また，みじん切りではなくすりおろすことでゆでたときに表面が滑らかになり，かつスピードアップできます。

➡ 玉ねぎは軸を切りとらずに丸いまますりおろすとバラバラにならずに，最後まですりおろせます。涙は覚悟してがんばりましょう。

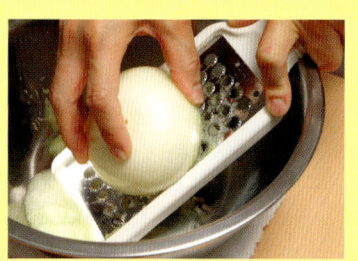

玉ねぎをすりおろす

Point 2
➡ タネがやわらかいのでしっかり混ぜないとゆでたときに散らばってしまいます。

➡ 粘りが出て色が白っぽくなるまでよく混ぜましょう。もういいかな？ と思ったらそこからもうひとがんばり！ よく混ぜることで滑らかな食感になります。

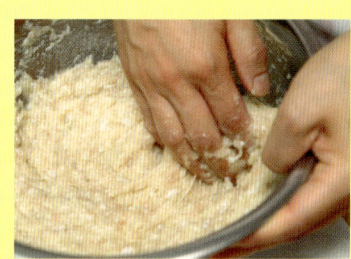

粘りが出るまでしっかり混ぜる

Point 3
➡ スプーンで形を整えて鍋に落とし入れましょう。きれいな丸にすることで見た目も食感もUPします。

➡ 浮いてきたらしばらくゆで，ふっくらとふくらんだ状態になるまで十分にゆでます。玉ねぎにもしっかり火が通りやわらかな団子になります。

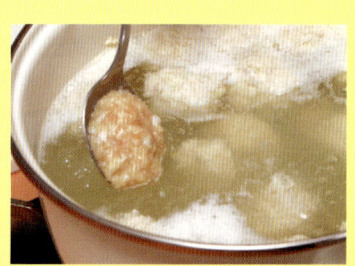

スプーンで形を整える

鶏団子は作りやすい分量で紹介しています。
まとめて作って冷凍保存しておくと，シチューや煮物，炒め物に応用できます。
また，下味を薄くしてありますので，和洋中どの料理にも使えます。

第5章 ● 嚥下食レシピ

コラム①

電子レンジ，使いこなしていますか？

　電子レンジは，いろいろな機能を持ち，多くの家庭で使われるようになりました。しかし，高齢者のお宅では，多くの機能がありすぎてうまく使いこなせない…という声も聞かれます。また，実際に「温め」と「解凍」くらいしか使っていないというのに，意外に加熱しすぎていたり，失敗したりしていませんか？

　そこで，電子レンジの使い方のポイントを確認してみましょう。

1）火の通りにくいものが上，通りやすいものは下

　電子レンジは，上からの電磁波により加熱されます。通常の鍋物の調理では火の通りにくいものを下にしますが，電子レンジの場合は逆となり，火の通りにくいものが上，通りやすいものは下にします。

2）下側にも熱を通す "割り箸ですき間"

　食材を直接加熱するときには，ターンテーブルの上に割り箸などを置くと，すき間ができ，上の部分だけではなく，食材の底にも電磁波が届き，より効率よく加熱することができます。割り箸などを用いて，その上に食材を置くことでムラなく加熱することができます。

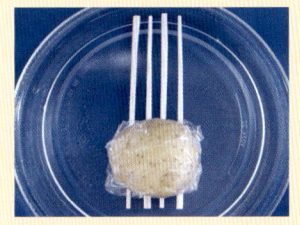

3）ラップは "端あけラップ"

　でき上がりにキューと圧がかかり，料理がつぶれてしまった経験はありませんか？　ぴったりとラップをかけてしまうと，加熱時の空気の抜け道がなくなってしまいます。両端をあけてふんわりと軽くラップをかけるようにすると，そのような失敗はなくなり，きれいに火が通ります。

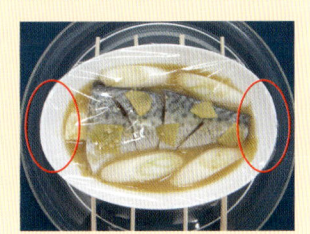

端をあけてラップする

4）真ん中をあけて "リング状" に置く

　電子レンジの電磁波は，周囲のほうがよく当たるような仕組みになっています。電磁波の通り道に食材を置くことで，効率よく加熱されます。食材は真ん中をあけ，周囲に並べ，リング状に置きます。

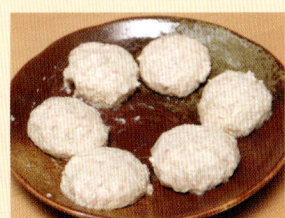

リング状に置く

主食

レシピNo. **2**

パサパサ食品も水分を加えてアレンジ！
パンプリン

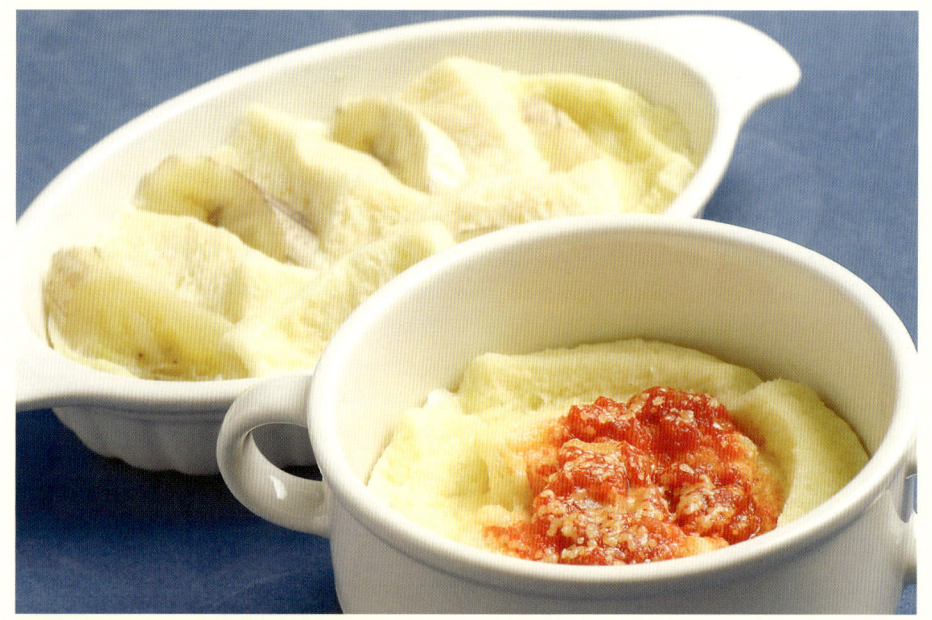

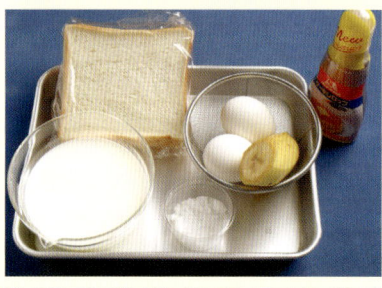

材料（2人分）

食パン	6枚切り2枚

●プリン液

卵	2個
牛乳	2カップ
砂糖	大さじ2杯
バナナ	1/2本
メープルシロップ	適宜

●アレンジ用材料（1人分）

食パン	6枚切り1枚
卵	1個
牛乳	1カップ
トマト缶	大さじ1杯
粉チーズ	適宜

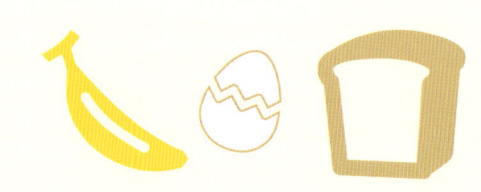

パサパサする食材を食べやすくする調理法

ふかしいも	→	スイートポテト
パン	→	フレンチトースト、パン粥
ゆで卵	→	半熟卵、温泉卵
ほうれん草のお浸し	→	煮浸し
焼き魚	→	煮魚、煮こごりゼリー

第5章 ● 嚥下食レシピ

作り方

1. プリン液を作る。ボウルに卵を割り泡立て器でほぐす。牛乳，砂糖を加えよく混ぜ合わせる。
2. 食パンの耳を切り落とし，白い部分を8等分に切る。
3. タッパーやバットに2のパンを並べ，1のプリン液を流し入れる。しっかりとパンにプリン液をしみ込ませておく。
4. バナナを5〜6mmの厚さに切る。
5. グラタン皿などに3のパンと4のバナナを交互に並べる。残ったプリン液も流し入れる。
6. ふんわりとラップをかけ，電子レンジで6分加熱する。
7. 食べるときに好みでメープルシロップをかける。

ここがPoint！

Point 1
➡ 耳の部分はかたく，プリン液に浸しても食べたときにざらつき感が目立ってしまいます。切り落として，パンのふわふわの食感だけを楽しみます。

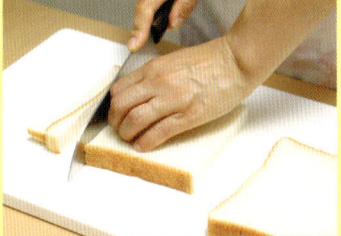

食パンの耳は切り落とす

Point 2
➡ パンをプリン液に浸したら少し時間をおき，中まで十分にプリン液をしみ込ませます。途中で一度裏返しましょう。パンのパサパサがなくなり，しっとりとろけるような食感になります。

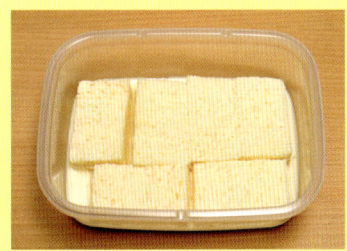

プリン液につけ込んでおく

Point 3
➡ ジャムやヨーグルトソースもお勧めです。

➡ プリン液に砂糖を加えず，バナナとメープルシロップの代わりにトマトソースと粉チーズをのせます。電子レンジで加熱すると，甘いものが苦手な方でもおいしく食べることができます。

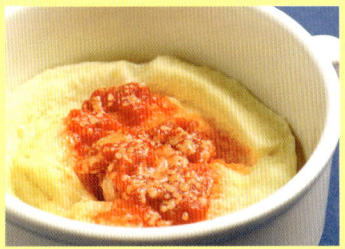

トマトソースと粉チーズでアレンジ！

主食

レシピNo. **3**

上手に使おう，市販食品
あんかけチャーハン

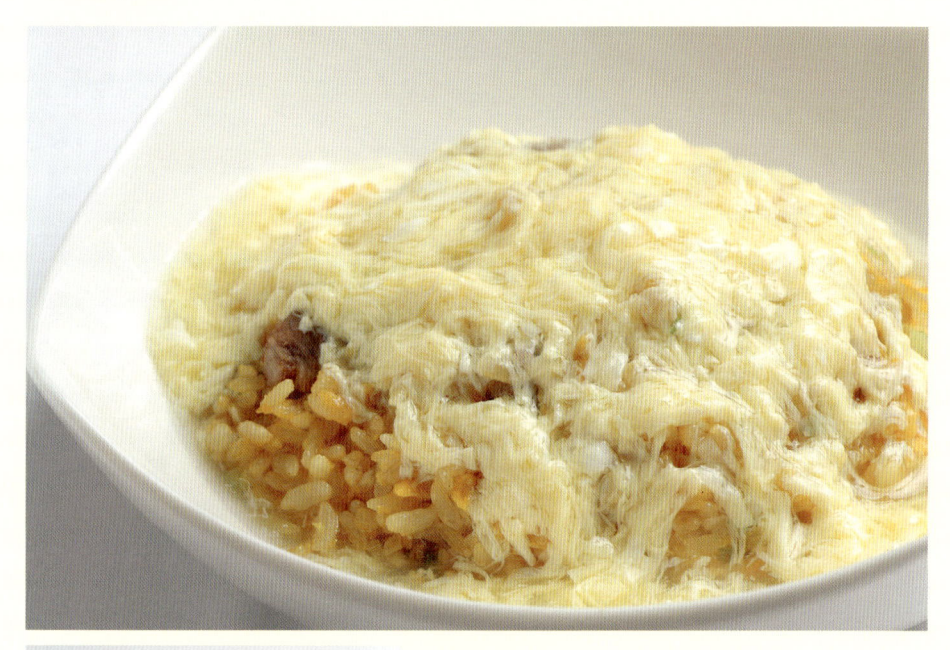

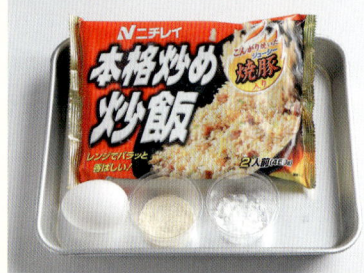

材料（2人分）

冷凍チャーハン	1袋
鶏がらだし（粉末）	小さじ1
水	300mℓ
片栗粉	小さじ2
水	大さじ1
卵	1個

作り方

1. 鍋に水を入れ火にかけ，沸騰したら鶏がらだしを加える。
2. 1に水溶き片栗粉を加えよく混ぜる。
3. 2のできたスープを泡立て器で混ぜながら，溶き卵を流し入れ"かき玉あん"を作る。
4. 電子レンジで冷凍チャーハンを温める。
5. 4のチャーハンに3のあんをかける。

第5章 ● 嚥下食レシピ

ここがPoint！

Point 1
➡ あんをかけることで市販のパラパラチャーハンもしっとりして，口の中でまとまりやすく食べやすいチャーハンになります。

Point 2
➡ スープにとろみをつけてから溶き卵を流し入れると，卵がダマにならずきれいなリボン状のかき玉ができます。泡立て器で混ぜながら溶き卵を流し入れると，リボン状よりも細かく食べやすいかき玉ができます。

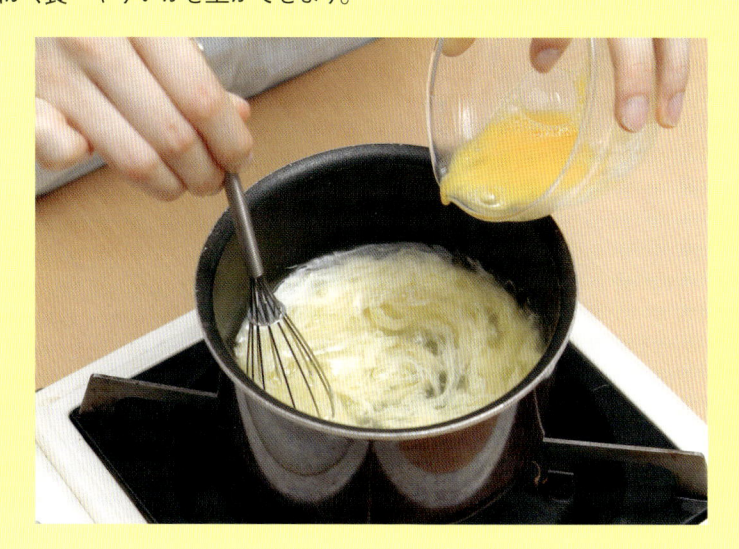

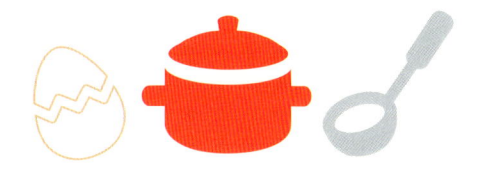

主食

レシピNo. **4**

毎日の主食はこれで決まり⁈
白粥（のり佃）

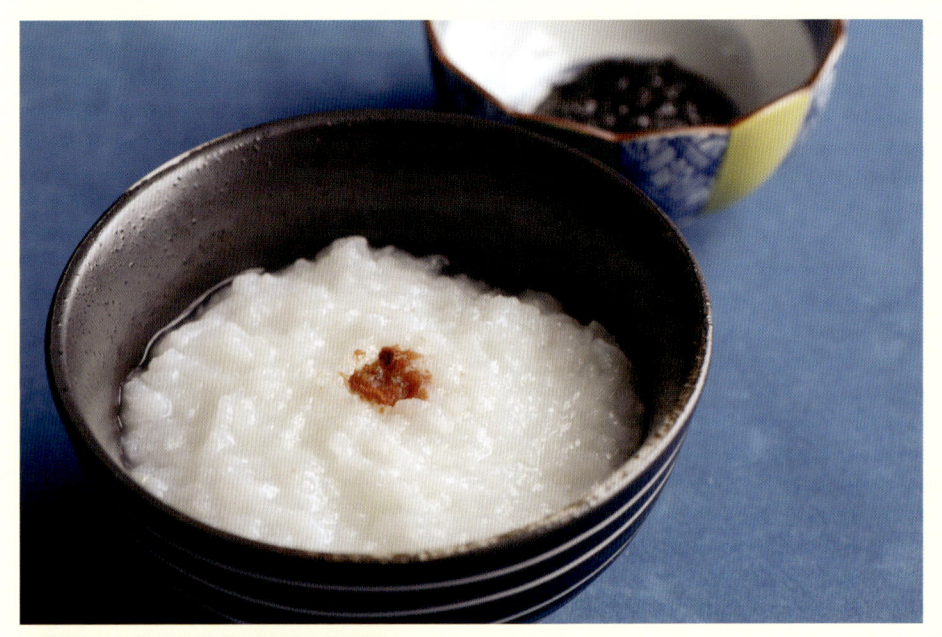

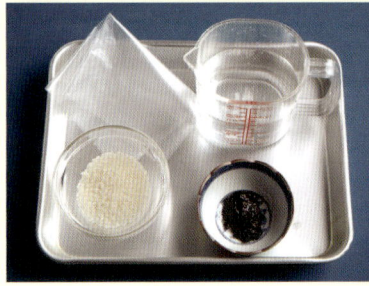

材料（1人分）

米（無洗米）	30g
水	150cc
のり佃煮	適宜

作り方

1. 米をポリ袋に入れる。
2. 分量の水を加え，空気を抜いてポリ袋の口をしっかりと結び1時間吸水させる。
3. 電気ポットに入れ，再沸騰させ，98℃になってから1時間加熱する。

ここが Point！

Point 1

➡ ポリ袋（高密度ポリエチレン製の袋）は食品包装用のマチのないものを選びます。

➡ ポリ袋の中の空気は水圧などでしっかり抜きましょう。

➡ 加熱すると袋がふくらむので，入り口のほうでしっかりと結びます。

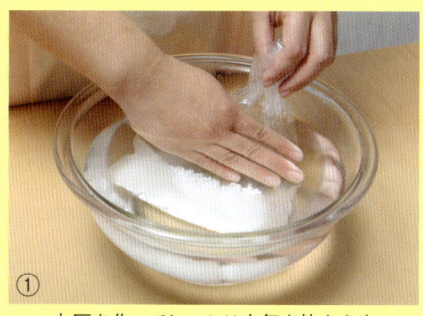

① 水圧を作ってしっかり空気を抜きます

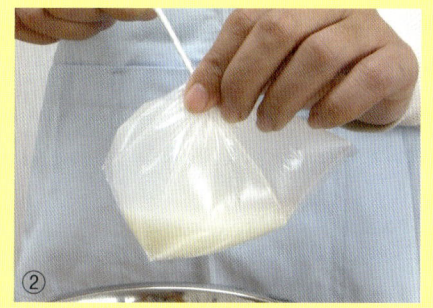

② 空気を抜いたところをつまみ，くるくるとポリ袋を巻いて，さらに空気を抜きます

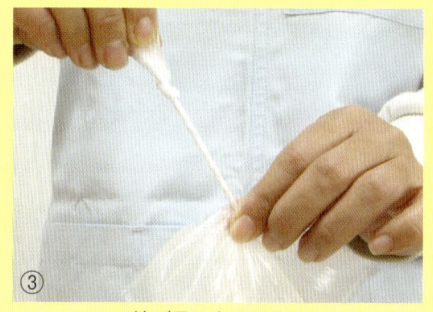

③ 結び目は上のほうで

Point 2

➡ 電気ポットの湯の量は容量の1/3量とし，加熱します。出し入れの際はやけどに注意しましょう。

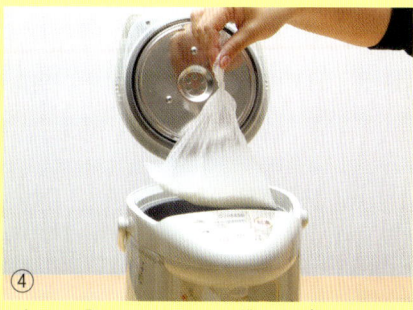

④ ポットに入れるときは，ポリ袋を広げて入れます

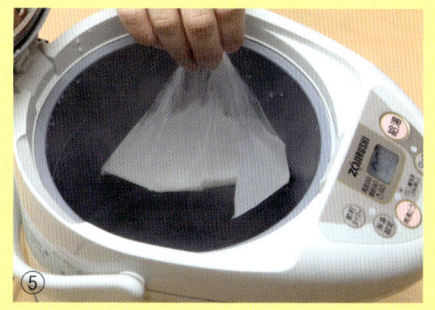

⑤ ポットの湯の量は容量の1/3量とします

主菜

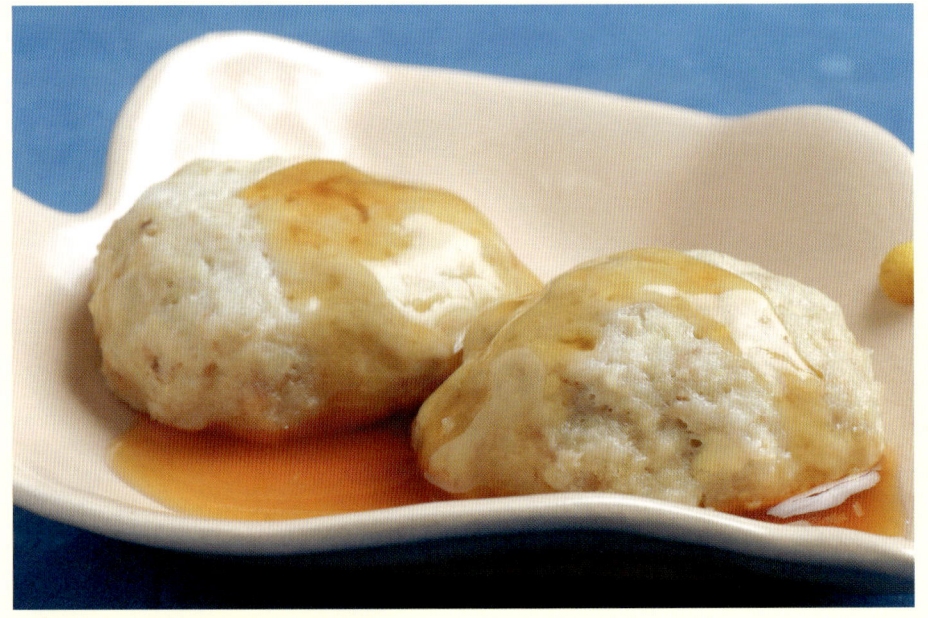

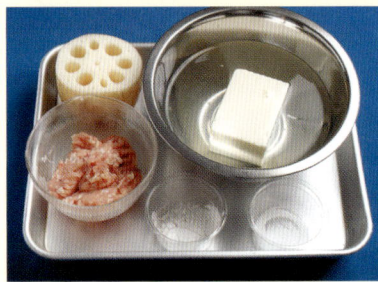

レシピNo. **5**

フワフワのれんこんです
れんこん焼売

材料（2人分）

れんこん	120g（1/2節）
鶏ももひき肉	100g
絹豆腐	1/2丁
塩	小さじ1/4杯
片栗粉	大さじ1杯

●たれ

だし汁	大さじ4杯
ポン酢しょうゆ	大さじ4杯
┌片栗粉	小さじ1杯
└水	大さじ1杯
練りからし	少々

第5章 ● 嚥下食レシピ

作り方

1. 豆腐はペーパータオルで包み，電子レンジで3〜4分加熱し水切りをする。
2. れんこんは皮をむき，おろし金ですりおろす。
3. ボウルに鶏ももひき肉，1の豆腐，2のれんこん，塩，片栗粉を入れ，豆腐のかたまりがなくなり全体が均一になるまでよく混ぜる。
4. 3を6等分し団子状にして耐熱皿に丸く並べる。
5. ラップをふんわりとかけ電子レンジで6〜7分加熱する（蒸し器でもOK。その場合，強火で約10分加熱）。
6. たれを作る。だし汁とポン酢しょうゆを小鍋で煮立たせ，水溶き片栗粉でとろみをつける。
7. 5の焼売にたれをかけ，好みで練りからしを添える。

ここがPoint!

Point 1
- 豆腐は木綿豆腐よりも絹ごし豆腐のほうがやわらかな食感になります。水切りしてもボソボソしにくいです。
- 豆腐の水切りは電子レンジで加熱することでスピードアップできます。ペーパータオルは少し重ねてしっかり水分を吸わせます。

ペーパータオル＋電子レンジで水切りをする

Point 2
- タネがやわらかいのでしっかり混ぜましょう。豆腐の白いつぶつぶがなくなるくらいまでが目安です。
- よく混ぜることで蒸し上がったときの食感にざらつきがなくなり，ふんわりとした食感になります。

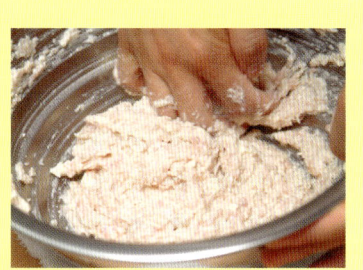

豆腐の白いつぶつぶがなくなるまでしっかり混ぜる

Point 3
- 電子レンジで加熱する場合は，均一に熱が加わるように中心をあけてリング状に並べます（57頁参照）。
  加熱しすぎると表面が固くなってしまうので注意しましょう。
- 水分の多い野菜はラップをふんわりかけて電子レンジで加熱すると，「蒸す」と同じように調理することができます。下処理や調理の時間を短縮するためにも上手に活用しましょう。

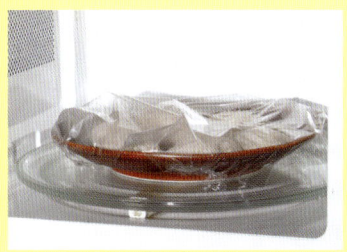

ラップはぴったりかけずにふんわりかける

主菜

レシピNo. **6**

歯茎で噛めるやわらかさ
牛肉の野菜巻き

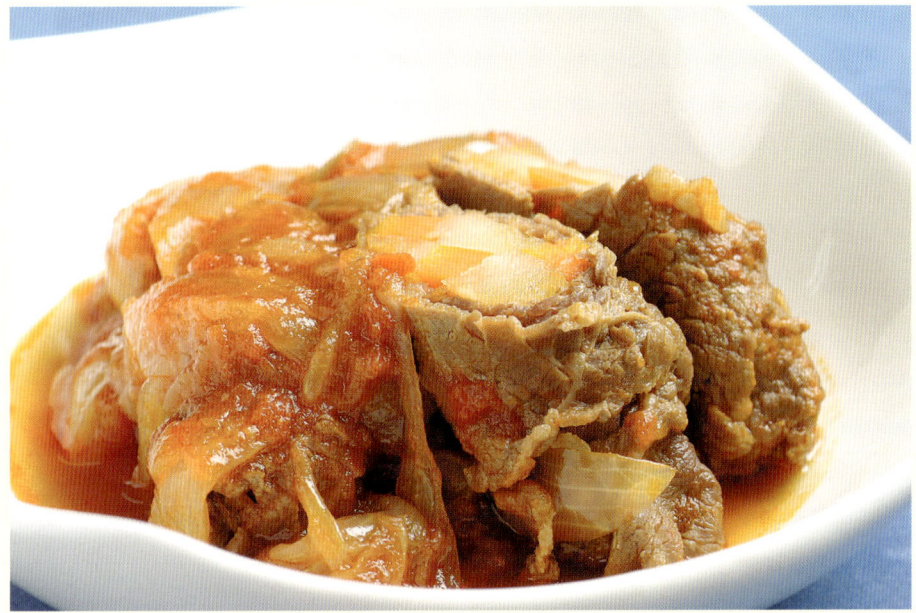

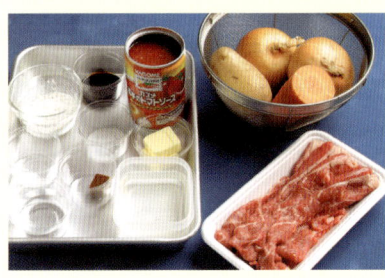

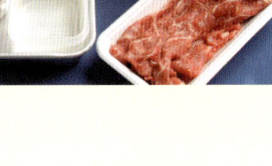

材料（2人分）

●牛肉の野菜巻き

┌牛しゃぶしゃぶ用薄切り肉	3枚
│じゃがいも	1/2個
│にんじん	1/2本
│塩	少々
│こしょう	少々
└小麦粉	適宜
玉ねぎ	2個
バター	大さじ2杯
トマト缶	1缶
水	50cc
固形コンソメ	1個
酒	100cc
塩	小さじ1/2杯
しょうゆ	大さじ1/2杯

第5章 ● 嚥下食レシピ

作り方

1. じゃがいも, にんじんは皮をむき牛肉の幅より少し短めのスティック状に切る。
2. 玉ねぎは繊維を断つように横方向に5mm幅の薄切りにする。
3. 牛肉を広げ, 塩, こしょう, 小麦粉少々をふり, 1のじゃがいもとにんじんを巻く。
4. 圧力鍋にバターを熱し, 2の玉ねぎを透き通るまで炒める。
5. その上に巻き終わりが下になるように3の牛肉を入れ, トマト缶, 水, 固形コンソメ, 酒, 塩, しょうゆを加える。
6. 圧力鍋のふたをセットし強火にかけ, 沸騰し蒸気が出ておもりが回り出したら, おもりが回る程度の中火にして10分加熱する。
7. 火を止め, そのままの状態で10分間自然冷却する。
8. 圧力鍋のおもりを傾けて蒸気が出ないことを確認し, ふたを開ける。
9. 牛肉を食べやすい大きさに切り器に盛り付ける。

ここがPoint!

Point 1

➡ 牛肉はしゃぶしゃぶ用の薄切り肉を使用します。少し厚めのものでしたら麺棒などでたたいて肉の繊維を壊して広げます。

➡ 量は2人分で3枚程度です。均一にさしの入ったお肉を使えば, よりやわらかく仕上がります。

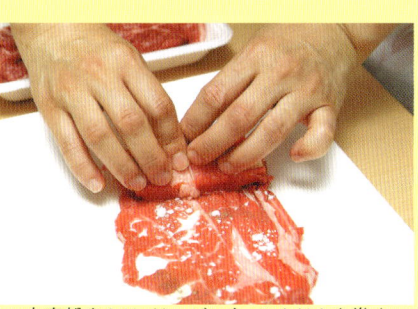

小麦粉をふり, じゃがいも, にんじんを巻く

Point 2

➡ 普通のお鍋で加熱するよりも圧力鍋を使用することで, 高温高圧で調理でき, 短時間で料理ができ上がります。

➡ 圧力鍋は内部温度が約120℃と高温になるため, よりやわらかく調理することが可能です。使用の際はそれぞれの圧力鍋の説明書をよく読み使用してください。嚥下食を調理する場合は, 加熱時間を通常よりも少し長めに加熱するとよりやわらかい仕上がりになります。

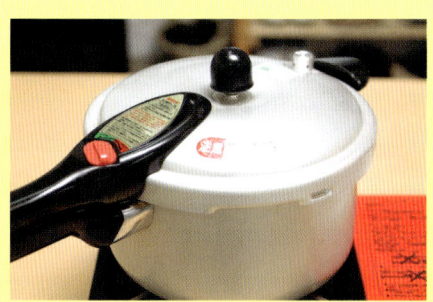

圧力鍋を使い, やわらかく仕上げる

主菜

レシピNo. **7**

市販食品で簡単アレンジ
豚肉の角煮

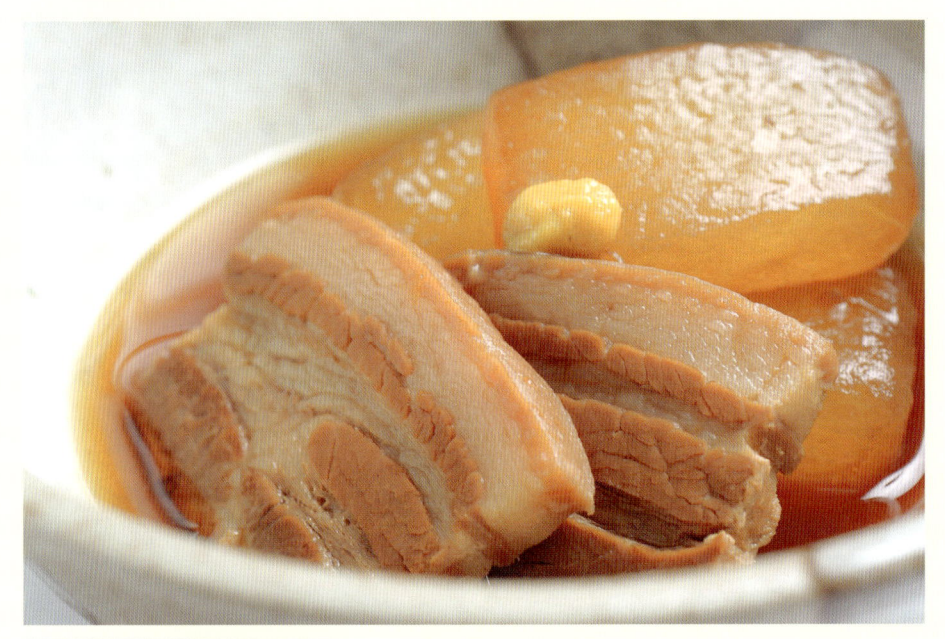

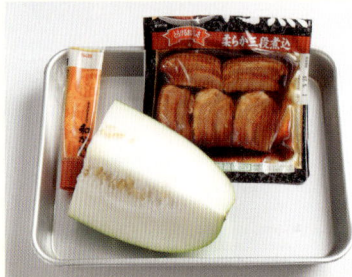

材料（2人分）

豚肉の角煮	1袋
とうがん	1/8個
だし汁	400㎖
練りからし	少々

作り方

1. とうがんは厚めに皮をむき，食べやすい大きさに切る。
2. 鍋にだし汁を張り，とうがんを並べて煮る。
3. 豚肉の角煮を汁ごと加え，落としぶたをしてやわらかくなるまで弱火で煮る。
4. 器に盛り付け，好みで練りからしを添える。

第5章 ● 嚥下食レシピ

ここが Point!

Point
➡ とうがんを横割すると皮の内側に縦に太い繊維が走っているのがわかります。薄く皮をむくと，この繊維が緑色の線のように残っています。

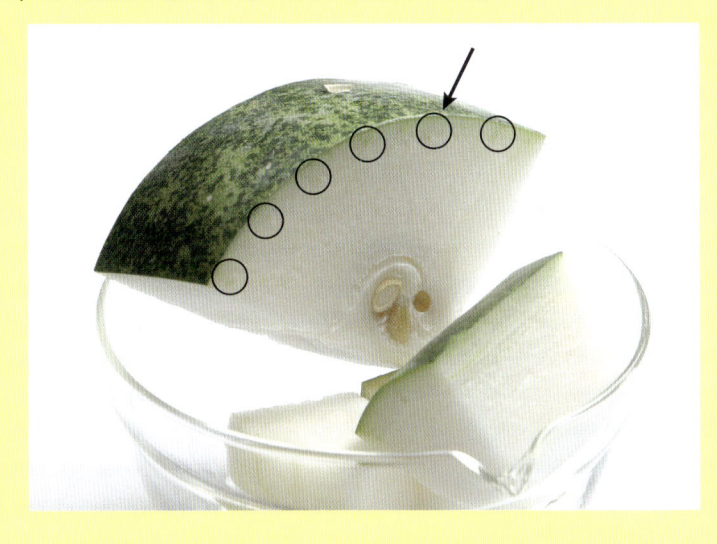

➡ とうがんの皮をむくときは厚くむき，やわらかく煮えたときにかたい繊維が残らないようにします。

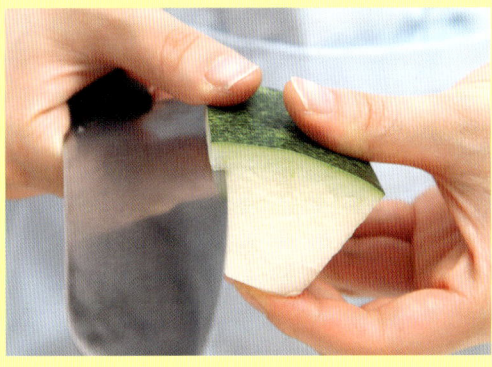

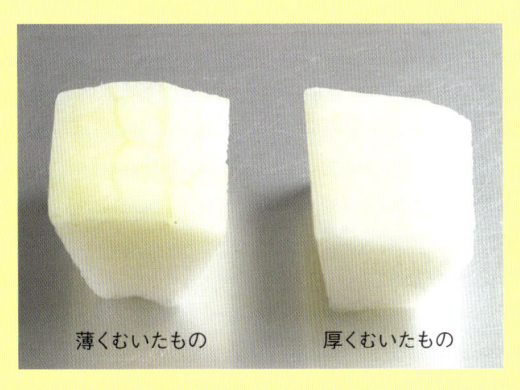

薄くむいたもの　　厚くむいたもの

主菜

レシピNo. **8**

色彩よく，栄養価も高い！
白身魚のかぼちゃ包み

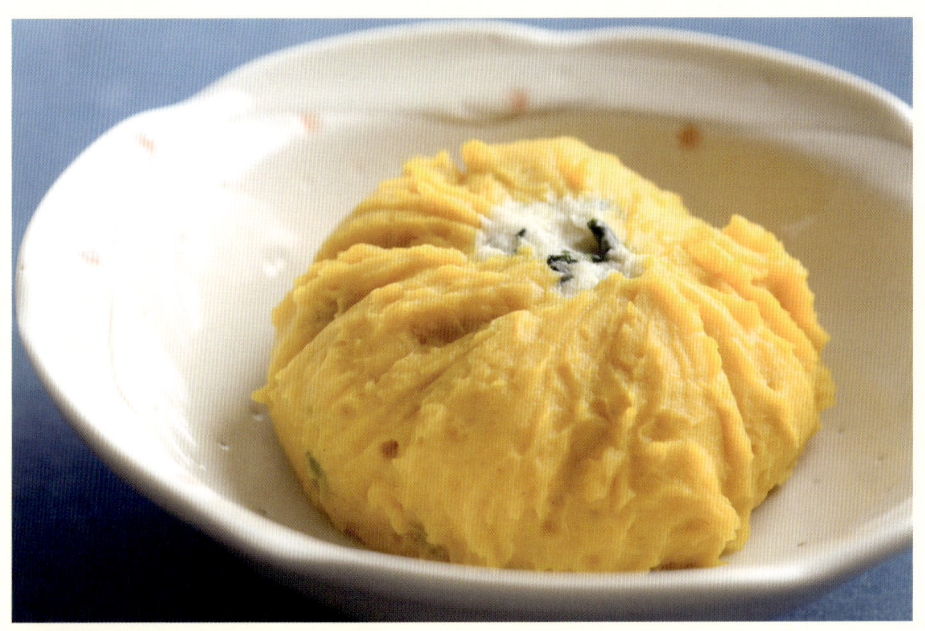

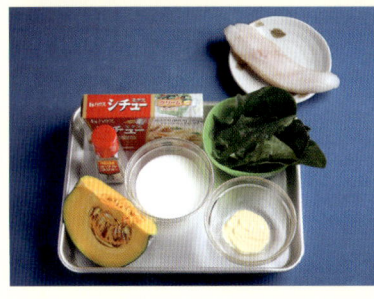

材料（2人分）

ムキガレイ	1切れ
バター	5g
塩	少々
こしょう	少々
酒	大さじ1
ほうれん草	葉のみ20g
シチュールー（顆粒タイプ）	大さじ1
牛乳	50cc
┌ かぼちゃ	小さめのもの1/4個分
└ マヨネーズ	大さじ1

作り方

1. 小鍋にバターを溶かし，ムキガレイを入れ，塩，こしょう，酒を加え蒸し焼きにする。
2. 1の魚を軽くほぐしながら皮や骨をとり除く。
3. ほうれん草は葉先のみを使用し，やわらかくゆでる。
4. 3を流水にとり，あくを流す。
5. 4の水気を絞り，粗めに切り2の鍋に加える。
6. 5の鍋に牛乳とシチュールーを加えよく混ぜ，一煮立ちしたら火を止め，冷ましておく。
7. かぼちゃは種をとり，一口大に切り，ラップにふんわり包み電子レンジでやわらかくなるまで加熱する。
8. 皮を除き，マヨネーズを加え，フォークなどで滑らかなペースト状につぶす。
9. 8を2等分し，ラップに丸くうすくのばす。
10. かぼちゃの上に6のクリーム煮を置き，茶巾に包む。

ここが Point！

Point 1
➡ シチュールーは固形タイプのものよりも，顆粒タイプのものを使用します。少量の料理の際は量の調整がしやすく，溶けやすいため便利です。

Point 2
➡ かぼちゃは加熱しつぶすだけでなく，マヨネーズ（油脂）を加えることで滑らかに仕上がります。

主菜

レシピNo. 9

テリーヌは嚥下食にぴったり！
鮭とホタテのテリーヌ

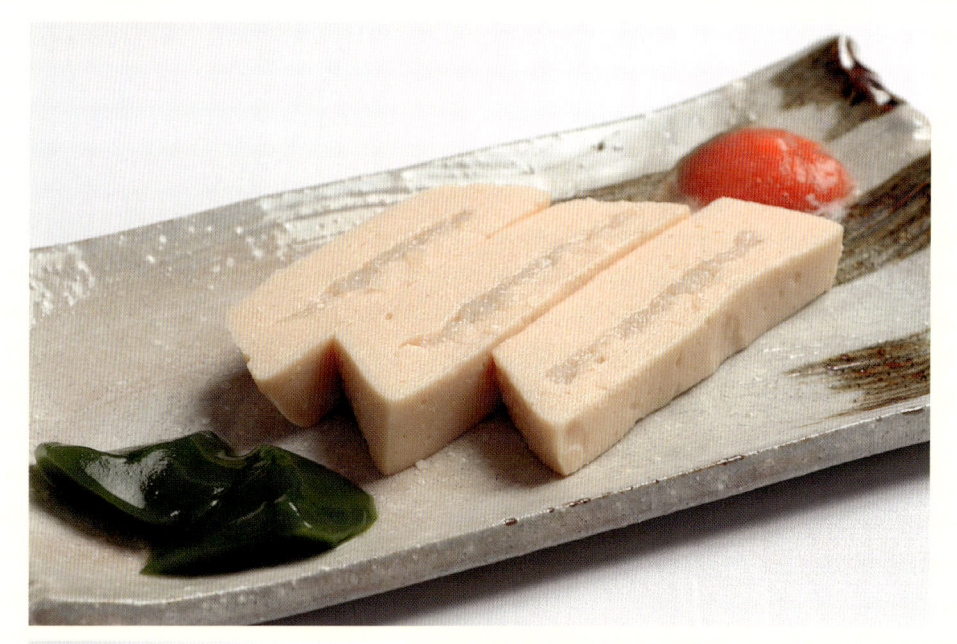

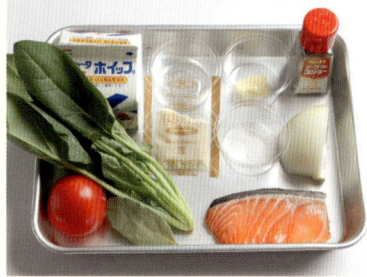

材料（2人分）

┌ 生鮭	小1切れ
│ 玉ねぎ	1/4個
│ バター	小さじ1
│ 塩	少々
│ こしょう	少々
│ ローリエ	1枚
│ 酒	大さじ1
│ ブイヨン	100㎖
│ 粉ゼラチン	大さじ1/2
└ 生クリーム	大さじ2
ホタテ貝柱（生食用）	1個
┌ ほうれん草	2株（葉のみ使用）
│ コンソメスープ	150㎖
└ アクアジュレパウダー	小さじ2
┌ トマト	1/2個
│ 塩	少々
└ 増粘剤（ソフティア1）	小さじ1/4

作り方

1. 鮭は皮を除き火が通りやすい大きさに切り，玉ねぎは横方向に千切りにする。
2. ホタテ貝柱は生のまま包丁でたたき，滑らかなペースト状にする。
3. 鍋にバターを溶かし，1を炒め，調味料とブイヨンを加え煮立たせる。
4. 火を止めて，粉ゼラチンをふり入れ，よく混ぜ溶かす。
5. 生クリームを加え，粗熱がとれたらミキサーにかける。
6. 5が滑らかなスープ状になったらボウルに移す。
7. 一回り大きなボウルに氷水を入れ，6のボウルを浮かべて木べらで混ぜる。
8. ぽったりとしたクリーム状になるまで混ぜながら冷やす。
9. 8をプリンカップなどに半分流し入れ，2のホタテを入れ，残りの半分を流し入れ冷蔵庫で冷やし固める。
10. コンソメスープを温め（80℃以上），アクアジュレパウダーを加え溶かす。
11. 10に下ゆでしたほうれん草の葉先を加えミキサーにかける。
12. 11を容器に流し入れ，冷やし固める。
13. トマトは皮をむき，種を除いて塩，増粘剤を加えミキサーにかける。
14. 器に9のテリーヌと12のほうれん草のソース，13のトマトを彩りよく盛る。

ここがPoint！

Point 1
→ ふやかさずに使えるゼラチンが増えています。何度以上で溶かすか，どのくらいの水分量が必要かなどの使い方をよく読み使いましょう。そのまま加えるタイプのゼラチンはふり入れるようにして加え，混ぜながら加えるとダマにならず均一に混ざります。

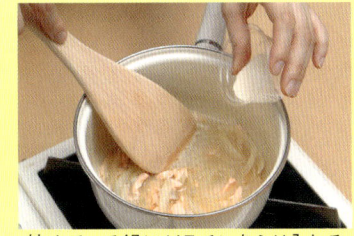

炒めている鍋にゼラチンをふり入れる

Point 2
→ 魚の繊維はミキサーにかけてもなかなか切れません。滑らかな舌触りに仕上げるためには時々味見をして，ざらつき感があるようなら，さらにミキサーにかけるようにします。

Point 3
→ ミキサーにかけたまま容器で冷やすと，鮭の層とブイヨンの層が分かれてしまいます。見た目よく滑らかに仕上げるためには固まり始めるまで混ぜながら冷やします。

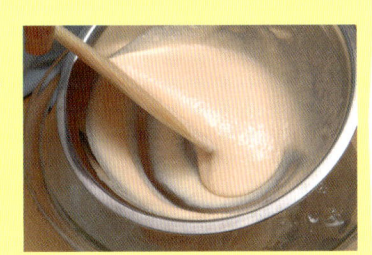

氷水の入ったボウルに浮かべて固まり始めるまで混ぜる

主菜

レシピNo. 10

つなぎを入れて食べやすく！
照り焼きハンバーグ＆にんじんグラッセ

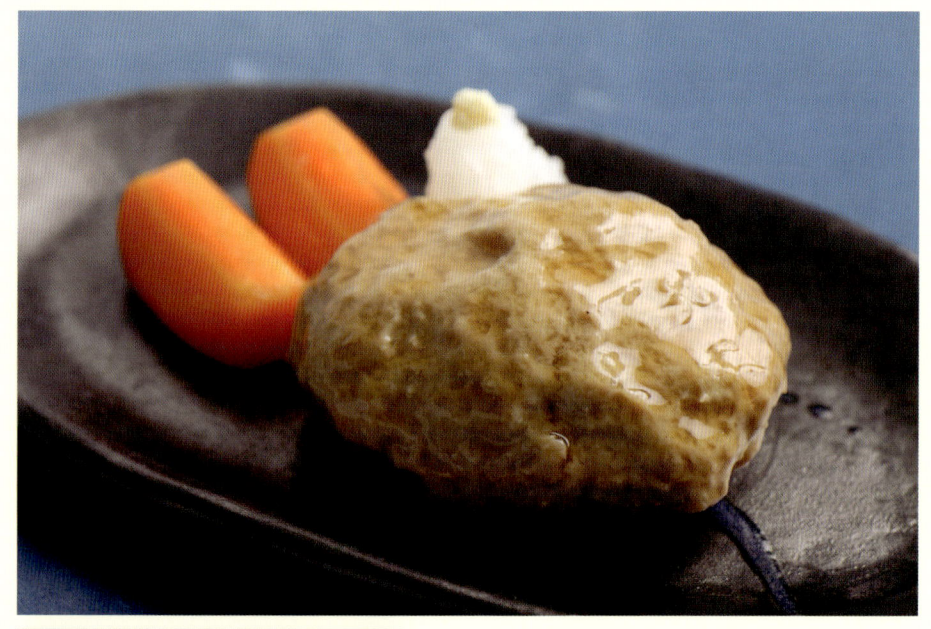

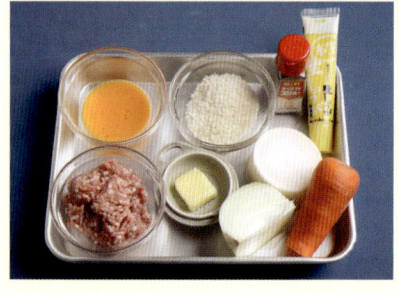

材料（2人分）

●ハンバーグ
豚ひき肉.....................................120g
玉ねぎ..120g
パン粉........................大さじ山盛り3杯
卵..1/2個
おろししょうが................................少々
塩..1g
こしょう..少々

●照り焼きたれ
だし汁......................................100cc
しょうゆ..................................大さじ1/2
砂糖..小さじ1
みりん....................................小さじ1/2
┌片栗粉..................................小さじ1/2
└水..大さじ1/2
大根..40g
おろししょうが................................少々

●にんじんグラッセ
にんじん....................................1/3本
バター......................................小さじ1
砂糖..小さじ1

作り方

1. ハンバーグの材料をすべてフードプロセッサーにかける。
2. 手に油（材料外）をつけ，1を小判型に形を整え，湯気の立った蒸し器で8〜10分蒸す。
3. 小鍋に照り焼きたれのだし汁を入れ，沸騰したら調味料を加え，水溶き片栗粉でとろみをつける。
4. 1のハンバーグを3のたれに絡める。
5. にんじんは六つ割にし，シャトーに切る。
6. 小鍋にバターを溶かしにんじんを炒め，にんじんがかぶるくらいの水を加え煮る。沸騰したら火を弱め砂糖を加え，クッキングペーパーなどで落としぶたをして，にんじんがやわらかくなるまで煮る。
7. ハンバーグを器に盛り，大根おろしとにんじんグラッセを添える。

ここがPoint!

Point 1
→ 玉ねぎを多く使っているのでやわらかいハンバーグになります。レシピNo.①の鶏団子と同じように玉ねぎをすりおろして，手でよく混ぜてもかまいません。

Point 2
→ ハンバーグは焼くと表面がかたくなってしまい，鶏団子のようにゆでると湯の中で散ってしまい，ボソボソします。そのため，このメニューでは「蒸す」という調理法を選択します。

Point 3
→ にんじんは圧力鍋を活用すると，短時間でやわらかく仕上げることができます。

主菜

レシピNo.11 見た目もおいしい！ふんわり えびしんじょ

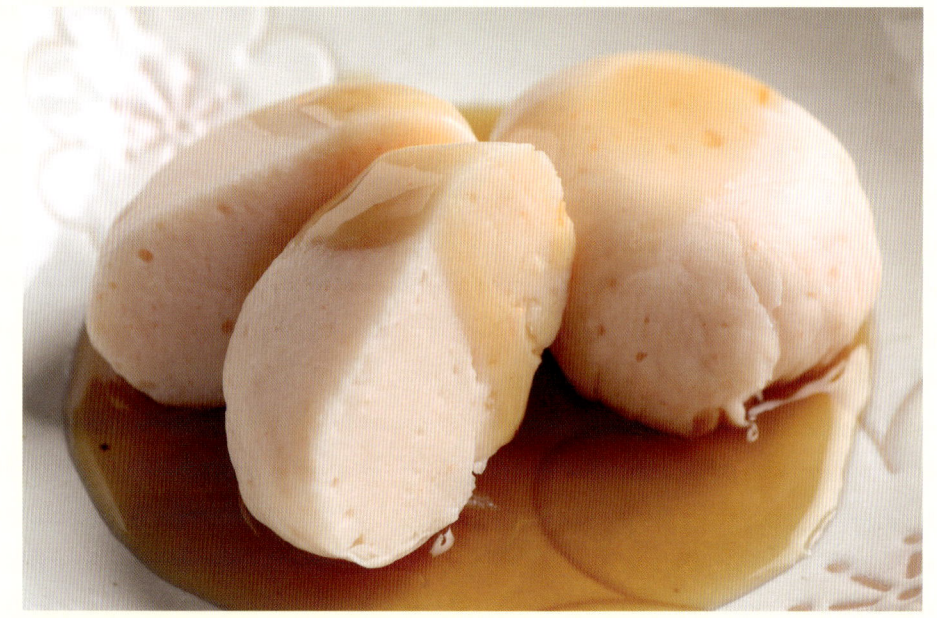

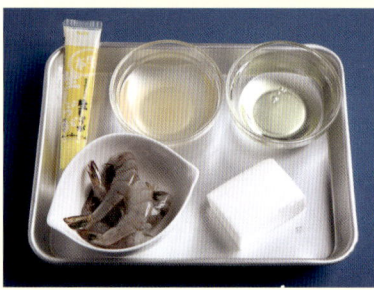

材料（2人分）

┌ えび	50g
│ 白はんぺん	1/2枚
│ 卵白	1個分
│ おろししょうが	小さじ1
│ 酒	大さじ1
└ 片栗粉	大さじ2/3
だし汁	100cc
塩	少々
しょうが汁	少々
┌ 片栗粉	小さじ1
└ 水	大さじ1

作り方

1. えびしんじょの材料をバーミキサーにかける。
2. 1が滑らかになったら，4等分しラップで巾着に包む。
3. 湯気の立った蒸し器で5～7分蒸す。薄紅色に変わりふくらんできたら蒸し上がり。
4. 小鍋にだし汁を入れ沸騰したら調味料を加え，水溶き片栗粉でとろみをつける。
5. 器に盛り4のあんをかける。

第5章 ● 嚥下食レシピ

ここがPoint！

Point
➡ えびは包丁でたたいて，すり鉢で他の材料と一緒にすってもかまいませんが，量が少ない場合はバーミキサーを使うと簡単に滑らかなペースト状になります。空気もたくさん含むので，蒸したときにふんわり仕上がります。

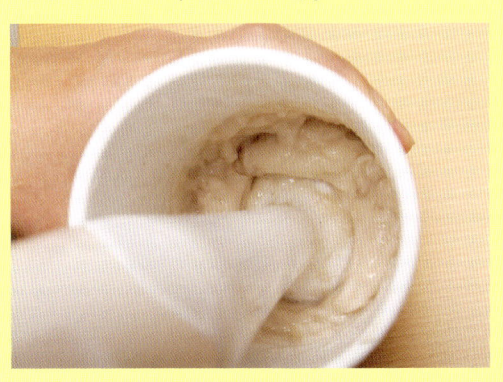

コラム②

あると便利！ 小さなヘラと小さな泡立て器

　嚥下食は長い時間をかけて加熱したり食材を分けたりと，ほんの少し工夫が必要です。

　やわらかく加熱したものをミキサーにかける，とろみをつけるなど，1人分を調理するのは案外手間がかかるように感じます。少量をミキサーにかけるため，ミキサーにかけた料理をお皿に盛るのも一苦労。ミキサーの縁にくっついてしまって，量が2/3に減ってしまったなどということもあるでしょう。そんなときにあると便利なのは，先の曲がった小さなヘラです。先が曲がっているため，最後まできれいにとり出すことができます。

　また，とろみをつけるために増粘剤を加えますが，うまく加えないとダマになってしまいます。ダマにならないように上手に混ぜるためには，ドレッシング用の小さな泡立て器を使います。どちらも小さいけれど，嚥下食作りには大活躍です。

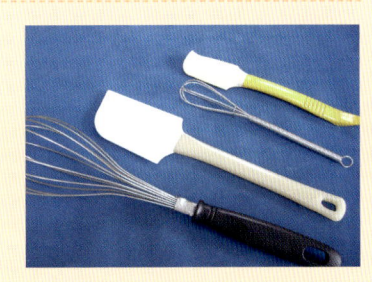

主菜

レシピNo. **12**

蒸し料理も簡単手作り！
茶碗蒸し

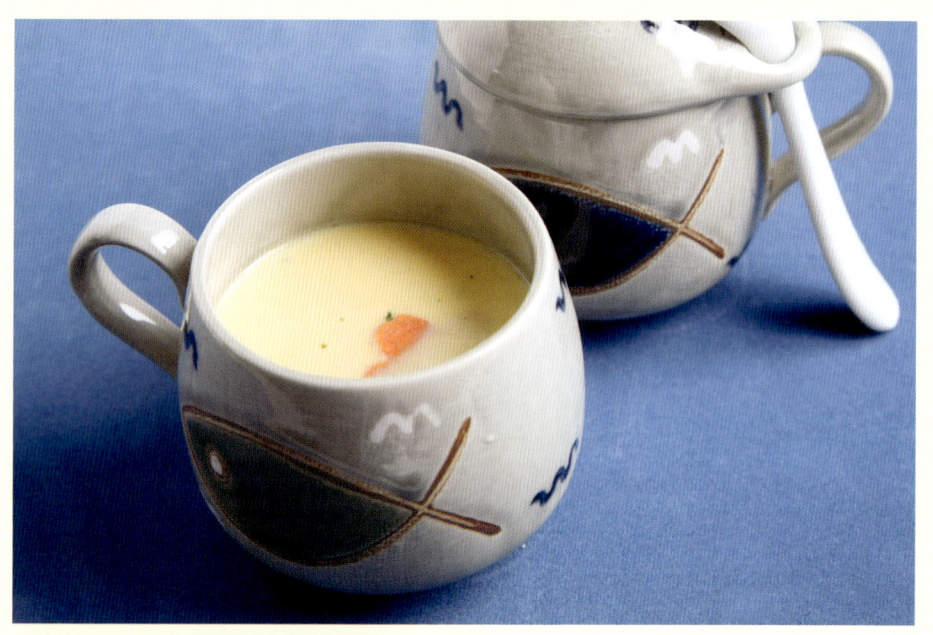

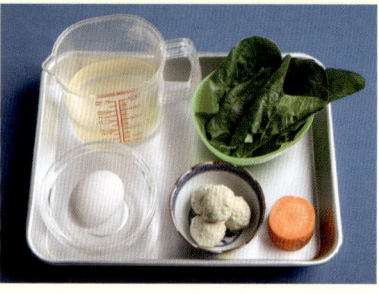

材料（2人分）

● 卵液
- 卵 L玉1個
- だし汁 200cc
- 薄口しょうゆ 3滴
- 塩 1g
- みりん 3滴

● 具
- 鶏団子（レシピNo.①参照） 4個
- にんじん 1cm
- だし汁 100cc
- 麺つゆ 小さじ1
- 砂糖 小さじ1/2
- ほうれん草 葉のみ20g
- しょうゆ 小さじ1
- 増粘剤（強力スカイスルー） 小さじ1/2

作り方

1. 卵を割りほぐし，だし汁と調味料を加えよく混ぜ合わせる。
2. 1の卵液を茶こしなどでこしておく。
3. にんじんは半分の厚さにして花形に抜く。
4. 小鍋に鶏団子（レシピNo.①参照）とにんじん，だし汁と調味料を加えやわらかく煮含める。
5. ほうれん草は葉先のみを使用し，やわらかくゆでる。
6. 5は流水にとり，あくを流す。
7. 6の水気を絞り，しょうゆを加えバーミキサーにかける。
8. 7に増粘剤を加え，さらにバーミキサーで攪拌する。
9. 容器に8のほうれん草，鶏団子，4のにんじんを入れ，卵液を静かに流し入れる。
10. 鍋に器が半分程度隠れるくらいまで水を入れ沸騰させる。
11. 沸騰したらいったん火を止め，9の容器を静かに鍋に入れる。
12. 鍋のふたをし，火を中火～弱火（ポコッ，ポコッと沸騰する程度）にし5～6分蒸す。
13. 色が黄橙から白っぽい黄色になり，表面が少し盛り上がっていたら蒸し上がり。

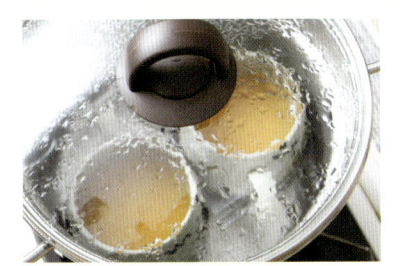

沸騰するまで強火

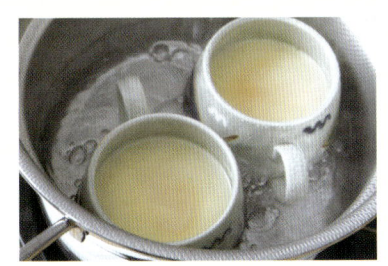

ポコッ，ポコッと沸騰する程度に火を弱める

ここがPoint！

Point 1
➡ 蒸し器の代わりに鍋に器が半分程度隠れるくらいまで湯を入れて蒸すことができます。鍋の中が見えるガラスのふたがあると火力の調整や，蒸し上がりが見えて便利です。

Point 2
➡ ほうれん草の茎は繊維が太く，やわらかくゆでても舌に残り，ミキサーにかけても残ってしまいます。調理の際には葉先のみを使用します。

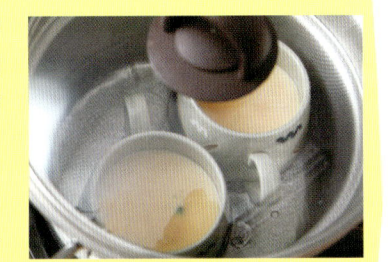

ガラスのふたを使うと蒸し上がりがわかりやすい

➡ ほうれん草は電子レンジで料理することも可能です。水洗いしふんわりとラップに包み，電子レンジで加熱します。加熱後は流水にとり，あくを流します。

主菜

レシピNo. **13**

栄養価バツグン！ 飲み込みやすさ満点！
温泉卵＆わかめソース

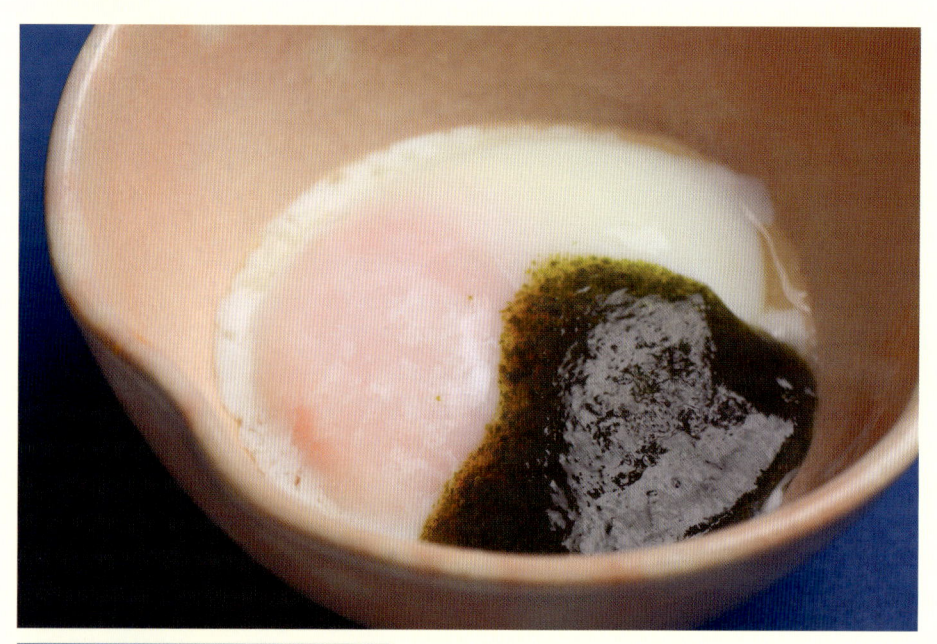

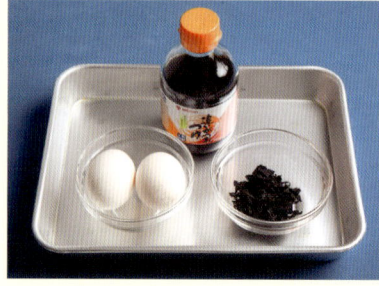

材料（2人分）

卵	2個
塩	少々
乾燥わかめ	2g
麺つゆ	小さじ2

作り方

1. 小鍋に湯を沸かし塩を加える。沸騰したら火を止める。
2. 冷蔵庫から出した冷たい卵を静かに沈め、菜箸などでかき混ぜる。
3. ふたをしてそのまま10分置く。
4. 乾燥わかめは十分に戻し、ゆでこぼす。
5. 4に麺つゆを加えバーミキサーにかけ、滑らかなソースを作る。
6. 器に卵を割り、わかめソースをかける。

第5章 ● 嚥下食レシピ

ここがPoint!

Point 1
➡ 卵は冷蔵庫から出したばかりの冷たいものを使用します。

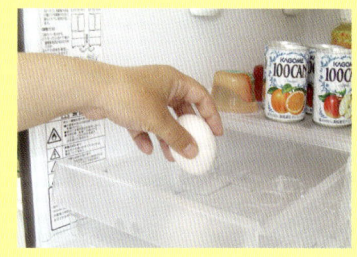

Point 2
➡ 鍋の大きさは卵を入れてあまり余裕のない程度の小鍋を使用します。大きすぎると湯の温度が下がらず，かたゆで卵になってしまいます。

➡ 卵が2個の場合は10分で湯からとり出しますが，4個の場合はそのまま15分程度置いておきます。

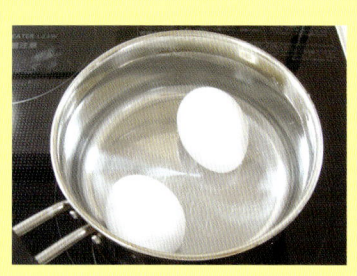

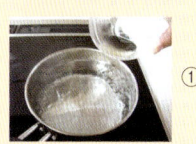

コラム③

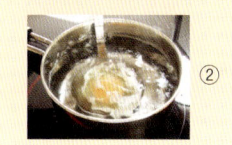

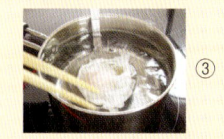

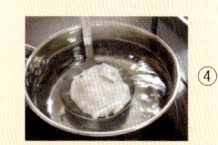

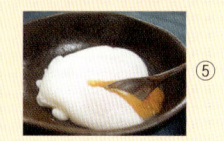

ポーチドエッグ

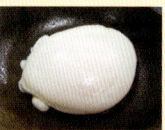

　温泉卵以外に自宅で簡単にできる半熟の卵料理に，ポーチドエッグがあります。

① 鍋にお湯を沸かしそこに少量のお酢を加えます。

② 沸騰した状態で卵を1個落とし入れます（鍋にやさしく落とし入れるために，一度別の小皿に割りいれたものを入れるとよい）。

③ 卵を入れたら，すぐにフォークなどで黄身を包むように白身をまとめます。

④ 白身がまとまったら1～2分加熱し，おたまなどですぐに氷水にとり出します。

⑤ 黄身は半熟の状態ででき上がります。

＊小鍋にあらかじめおたまを入れておき，その中に卵を落とすときれいに仕上がります。

おたまを入れておく

副菜

レシピNo. **14**

切り方の工夫で噛みやすくする

ふろふき大根のツナ味噌

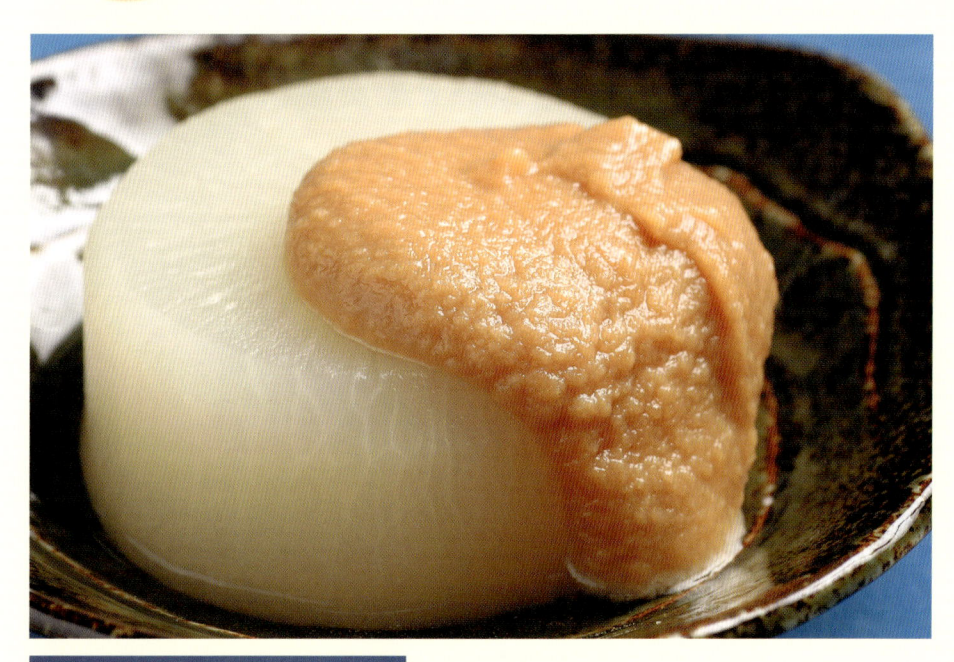

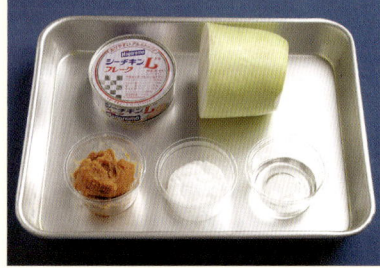

材料（2人分）

大根	6cm
だし汁	2カップ
ツナ缶	小1缶
酒	大さじ2杯
味噌	大さじ3杯
砂糖	大さじ2杯

作り方

1 大根は3cmの厚さに輪切りし，皮を厚くむく。
2 煮くずれしないように面とりをし，裏側に十文字に隠し包丁を入れる。
3 鍋に大根がかぶるくらいまで水を入れ下ゆでする。沸騰したら中火にし，大根の中心が透き通るくらいまで煮る。
4 大根がやわらかくなったら煮汁を捨て，だし汁を加え煮る。沸騰したら落としぶたをし，中火から弱火でコトコト煮る。
5 ツナ味噌を作る。ツナ缶は油を軽く切り，酒と共にミキサーにかける。
6 小鍋に5のツナと味噌，砂糖を加え火にかけ煮詰める。
7 やわらかく煮上がった大根の上にツナ味噌をかける。

ここが Point!

Point 1

➡ 大根は皮の内側3〜4mmのところに縦に太い繊維が走っています。皮を薄くむくとこの繊維が残ってしまい，やわらかく煮えた大根ではまだ皮が残っているような食感になり，口の中に残ってしまいます。

➡ 皮をむくときはこの繊維を残さないように厚くむきます。繊維は大根を輪切りにすると，皮の内側に円を描いたように走っているので，その内側に包丁を入れます。

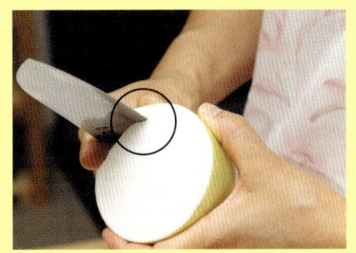

繊維を残さないように厚くむく

Point 2

➡ 力を入れなくても箸がスッと通るくらいまでやわらかく煮ることで，歯のない方でも，しっかりと形があるものを舌で押しつぶして食べることができます。

➡ "おいしさ"に見た目は大事です。目の前で食べやすい大きさに切りながら介助してください。

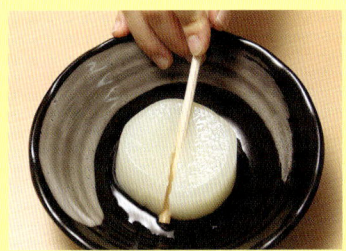

箸がスッと通るくらいやわらかく煮る

➡ 隠し包丁を入れたことで厚みのある大根も火が通りやすく，味がしみやすくなっています。

Point 3

➡ 缶詰の魚はやわらかいのですが，食べたときに口の中に繊維が残ってしまいます。ミキサー（少量の場合は小さめのミキサーやミルサー，バーミキサーが使いやすい）にかけ，繊維を切ることで滑らかな食感になります。砂糖や味噌を加えて煮詰めることで，よりしっとりとした舌触りに仕上げることができます。

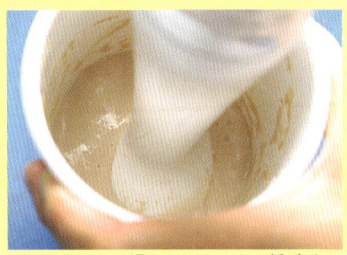

バーミキサーで滑らかになるまで粉砕する　　少量のときはバーミキサーが便利！

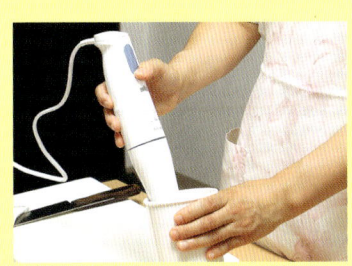

副菜

レシピNo. **15**

食塊をイメージし，つなぎの利用（味噌編）

なす酢味噌和え

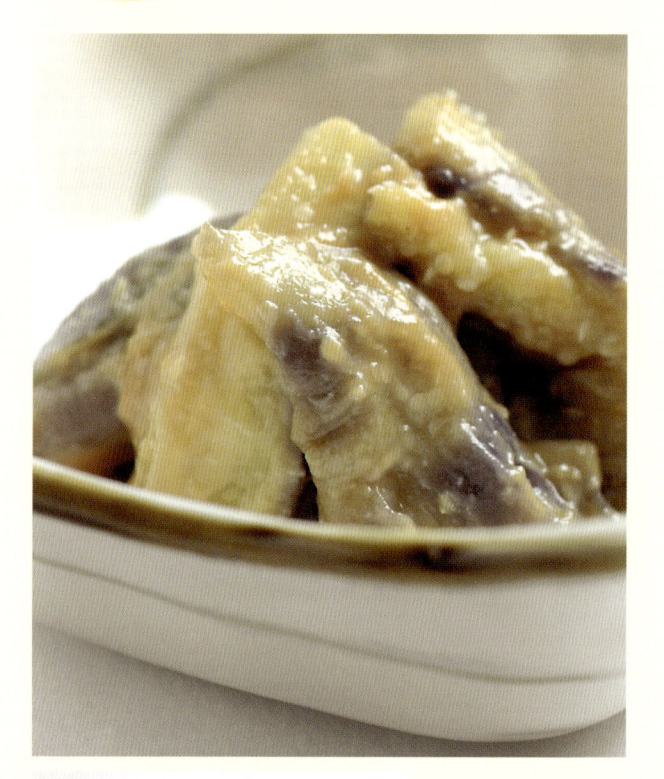

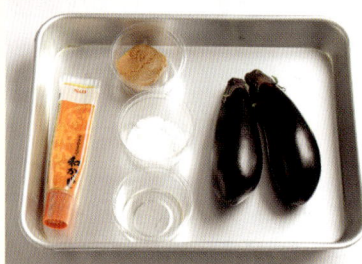

材料（2人分）

なす	2本
味噌	大さじ1
砂糖	大さじ1
酢	大さじ1
練りからし	少々

第5章 ● 嚥下食レシピ

作り方

1. なすはヘタの部分を切り落とし，水で洗う。
2. 濡れたままラップにふんわり包み，電子レンジで約5分加熱する。
3. 竹串がスッと通るくらいまでやわらかく蒸す。
4. 蒸し上がったらすぐにラップを広げ，冷ます。
5. 4のなすの皮をむき，2～3等分の長さに切り，食べやすい大きさに手でさく。
6. 酢を耐熱容器に入れ，電子レンジで約10秒加熱し酢をとばす。熱いうちに砂糖，味噌を加えよく溶いておく。好みで練りからしを加える。
7. 5のなすを6の酢味噌でよく和える。

ここがPoint！

Point

→ なすは電子レンジで加熱すると，なす自身の水分でやわらかく蒸すことができます。ゆでたり，蒸し器で蒸すよりもべちゃっと水っぽくならず手早く加熱することができます。

→ 電子レンジの回転皿に入れるときに，割り箸などでなすとの間にすき間を作ると加熱ムラができずに均一に蒸し上がります。

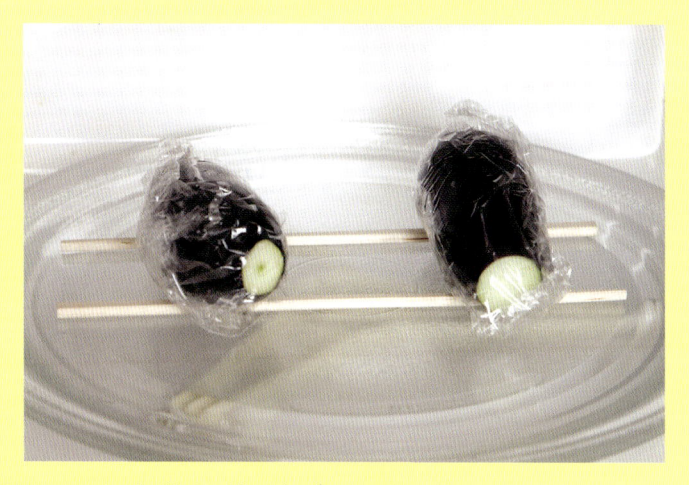

→ なすを電子レンジで加熱する際は必ずヘタを切り落とすか，皮に切れ目を入れるなどしてなすが破裂するのを防ぎます。また，加熱後ラップで包んだまま冷ますと内側の温度低下による急激な収縮が起こり，縮んでかたくなってしまいますので蒸し上がったらすぐにラップを広げます。

→ 酢はむせやすい食材の一つですが，加熱し酢をとばし甘めに調味することで食べやすくなります。

副菜

レシピNo. **16**

和え物も"つなぎの利用"で まとまりやすい
長いもサラダ

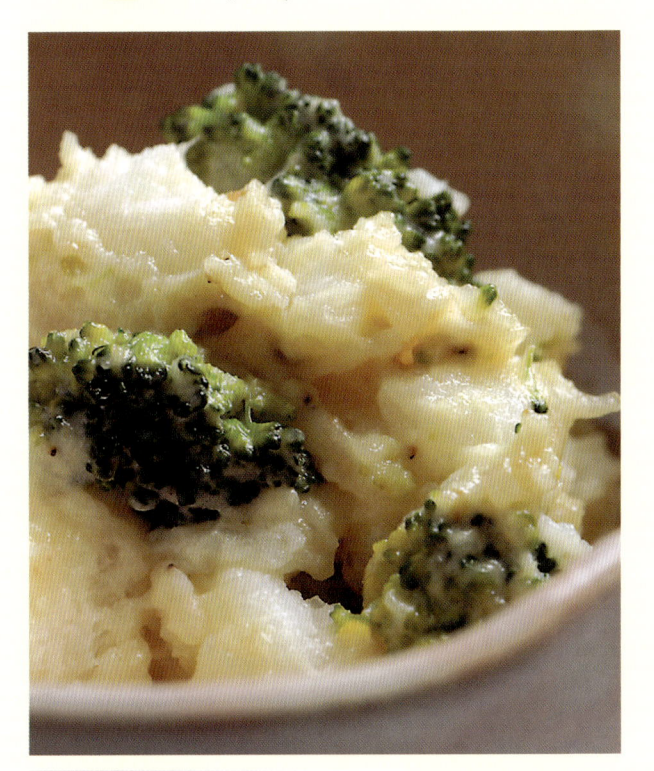

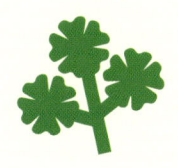

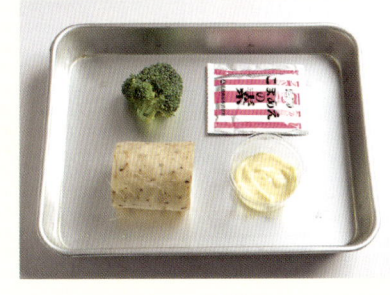

材料（2人分）

長いも	10cm
ブロッコリー	小房1房分
┌ ごま和えの素	小さじ1
└ マヨネーズ	大さじ2

作り方

1. 長いもは皮をむき5～6mmのいちょう切りにし，耐熱皿に入れラップをして電子レンジで3分加熱する。途中で混ぜてさらに3分，全体が透き通り，フォークで簡単につぶせるぐらいまで加熱する。

2. 蒸し上がったら，形が残るくらいに半つぶしにする。

3. ブロッコリーはやわらかめに塩ゆでして，ペーパータオルに広げ水気を切っておく。

4. ごま和えの素とマヨネーズをよく混ぜ合わせる。

5. 4のごまマヨネーズに2の長いもと，3のブロッコリーを加えよく混ぜ合わせる。

ここが Point！

Point

➡ 長いもを半分つぶしておくとごまマヨネーズが絡みやすくなります。ホクホクしたいも類や，ブロッコリーのようなつぶつぶしたものも，マヨネーズなどのつなぎを加え食べやすく調理することができます。

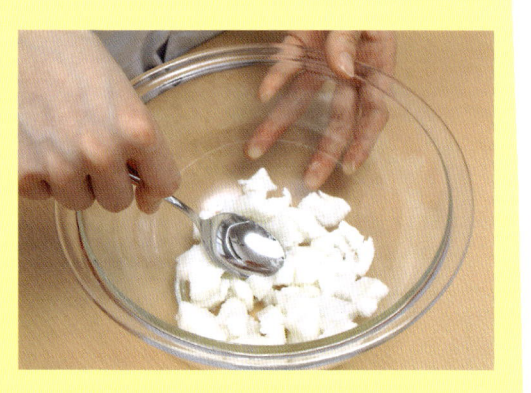

➡ ごま和えの素は調味料が入っているのでとても便利です。ごまは炒りごまではなく，すりごまタイプのものが入れ歯に挟まることがなくお勧めです。

➡ 長いもだけではなく，里いもやさつまいもなどいろいろないもを使ってアレンジすることができます。「いも」の持つ甘みなどを考慮し，調味料などの配合を工夫するとよいでしょう。

➡ ブロッコリーは，案外，茎の部分もやわらかくゆでることができます。ただし，しっかりと皮をむいておくようにしましょう。また，上部の花蕾（からい）の部分は，ゆでるとやわらかくなりますが，ボロボロしてバラバラになってしまうため，マヨネーズなどのつなぎを使い，うまくまとまるように調理します。

副菜 & 汁物

レシピNo.17 乾麺のゼリー寄せ
おいしく，涼しく，飲み込みやすく

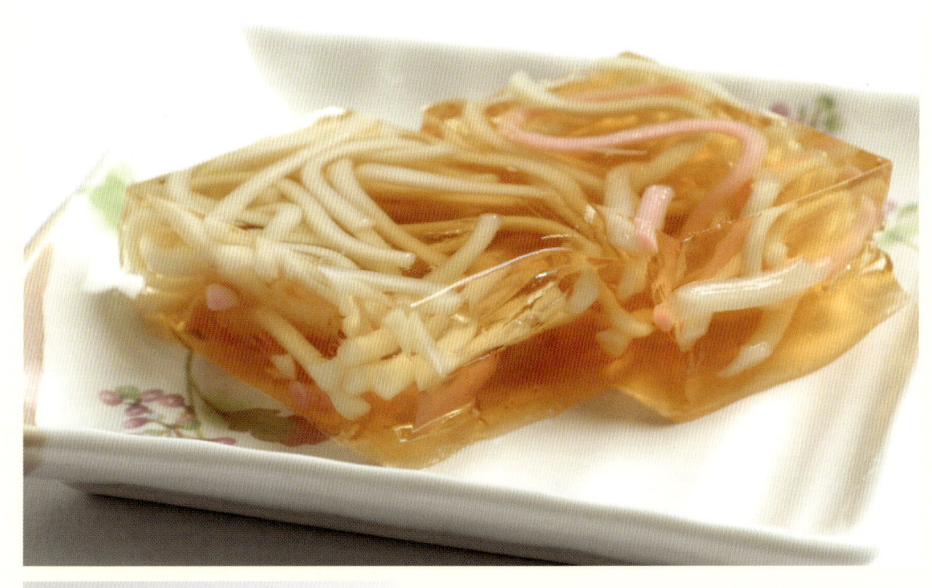

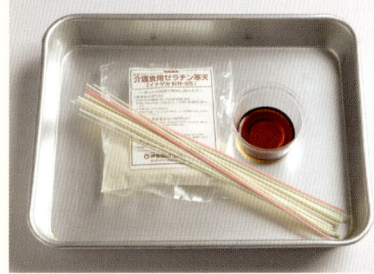

材料（2人分）

乾麺	1/4束
湯	185mℓ
麺つゆ（濃縮タイプ）	大さじ1
介護用ゼラチン寒天	小さじ2

作り方

1. 乾麺は半分〜1/3くらいに折り，やわらかくゆでる。目安は指で簡単につぶれるくらいまでトロトロにゆでる。

2. ポットの湯（80℃以上）に麺つゆを加え，介護用ゼラチン寒天をふり入れよく溶かす。

3. バットなどに流し入れ，冷めて固まり始める頃に1の麺を加え，冷蔵庫で冷やす。

ここがPoint！

Point 1
➡ 乾麺は標準のゆで時間の3倍くらいゆでてトロトロにします。

Point 2
➡ 夏場など気温が高いときは，ゼラチンでは食べるまでに溶けてしまうことがあるため，介護用ゼラチン寒天など溶けにくいものを使います。

コラム④

日本人は麺類が大好き！

　音を立てずに食べる欧米の習慣とは異なり，日本人がおそばなどをすすって食べる姿は特徴的です。ただ，飲み込む機能が低下し，食べ物や飲み物でむせたりするような場合，麺類は口の中で散らばり，食塊としてうまくまとまらず，とても難しい食べ物です。さらに，すすって食べるという行為が気道に食べ物を招き，むせやすくなってしまいます。本当はすすって食べたいところですが，すすらないようにして食べるか，少し短めに切って食べるようにすると，少しはむせを防ぐことができます

　また，ゼリーというと甘いものをイメージしがちですが，麺類のゼリー寄せなどは，夏場でも涼しげでおいしく食べることができます。

副菜

レシピNo. 18

"トロトロ&フワッ"
舌でつぶせる！ やわらかい！
かぶの肉詰め

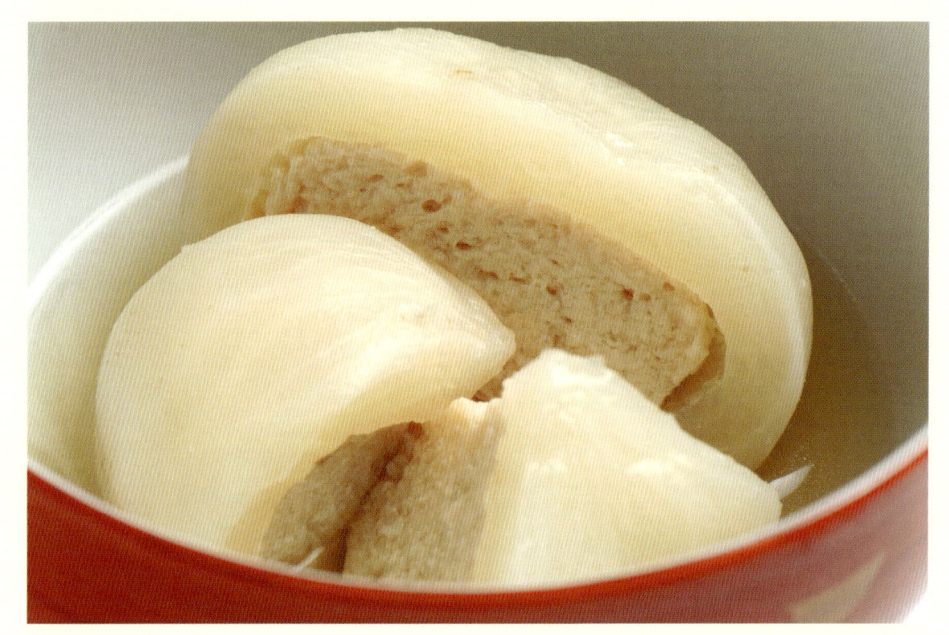

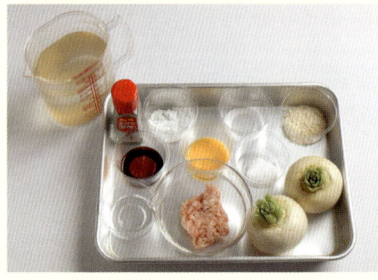

材料（2人分）

かぶ	大2個
a ┌ 鶏ひき肉	50g
├ パン粉	大さじ1
├ 溶き卵	大さじ1
├ 塩	少々
└ こしょう	少々
だし汁	400ml
砂糖	小さじ1
酒	大さじ1
しょうゆ	小さじ1
┌ 片栗粉	小さじ1
└ 水	大さじ1

作り方

1. かぶは皮を厚くむいて，中をくり抜く。
2. 1でくり抜いたかぶとaの材料を合わせてフードプロセッサーにかける。
3. かぶに2のタネを詰める。
4. 鍋にだし汁を張り，かぶを並べて煮る。
5. 調味料を加え，落としぶたをして中火で煮る。
6. かぶがやわらかく煮えたらとり出し，残っただし汁に水溶き片栗粉を加え，とろみをつける。
7. 器に盛り，だし汁をかける。

第5章 ● 嚥下食レシピ

ここが Point !

Point 1
→ かぶを横方向に切ると皮の内側2～3mmのところに縦に太い繊維が網状に走っています。皮を薄くむくとこの繊維が残ってしまい，やわらかく煮えたかぶではこの繊維がとても目立ち，食べたときに口の中に残ってしまいます。

→ 皮をむくときはこの繊維を残さないように厚くむきます。

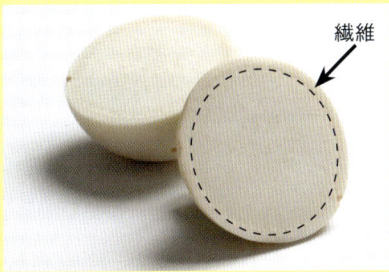

繊維

繊維を残さないように厚くむく

Point 2
→ かぶをくり抜いた中身は捨てずに鶏ひき肉などと一緒に混ぜ，具にします。水分が多いのでやわらかいタネになります。

→ 皮を厚くむき，中身をくり抜くので大きめのかぶを使用します。

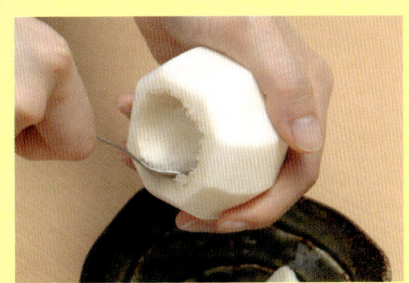

かぶの中身をくり抜く

Point 3
→ 水分を足さず，具材の水分を利用して粉砕・攪拌するときはフードプロセッサーが便利です（玉ねぎのみじん切りやハンバーグのタネ作りなど）。具材が均一に粉砕され，具材から出た水分が分離しないようしっかりと攪拌します。目安は「粘りが出て色が白っぽくなる状態」です。

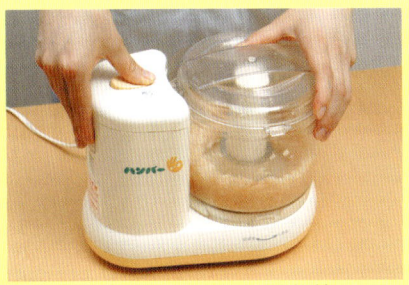

フードプロセッサーを用いて，攪拌する　　粘りが出て，色が白っぽくなるまで攪拌する

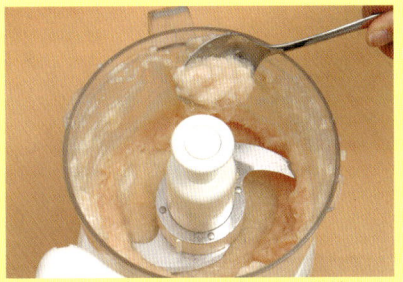

+α 応用例

かぶの肉詰めの"ゼリー寄せ"

でき上がりのメニューから，かぶと，肉詰めの肉を別々にミキサーにかけ，ゼラチンなどでゼリー寄せにします。

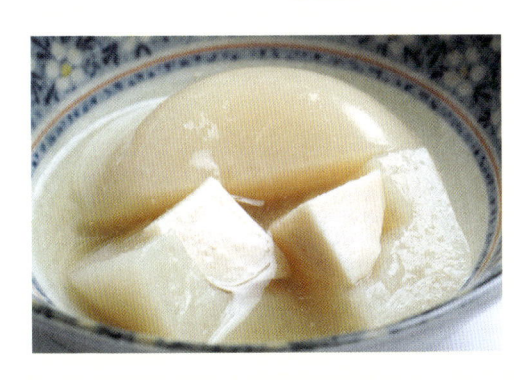

副菜

レシピNo. **19**

豆腐も"つなぎ"?!
ひじきの白和え

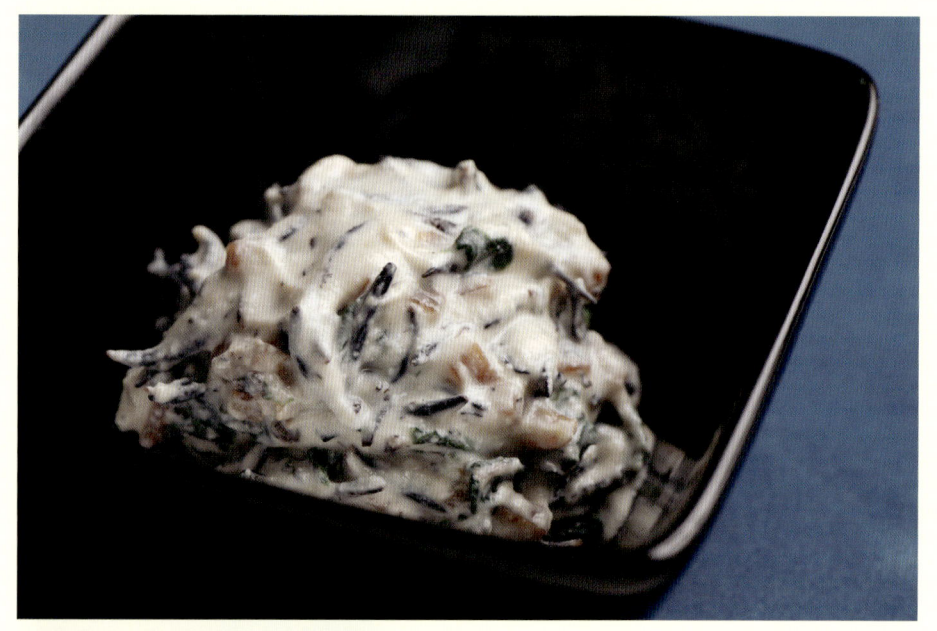

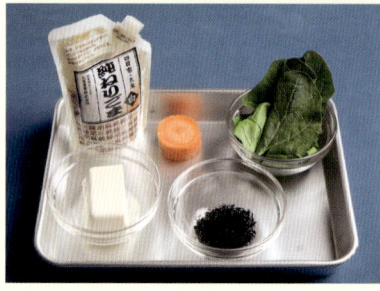

材料（2人分）

●ひじき煮
- 芽ひじき............2g
- にんじん............2cm
- だし汁............100cc
- 砂糖............小さじ1弱
- しょうゆ............小さじ1
- ほうれん草............葉のみ20g

●和え衣
- 絹豆腐............80g
- 練りごま............小さじ2
- 砂糖............小さじ2
- 塩............少々
- 味噌............小さじ1

作り方

1. ひじきはたっぷりの水で戻しておく。
2. にんじんは細めの拍子切りにする。
3. 小鍋に戻したひじきとにんじん，だし汁を加え煮る。
4. 一煮立ちしたら調味料を加え，弱火にしてやわらかくなるまで煮含める。
5. ほうれん草は葉先のみを使用し，やわらかくゆでる。
6. 5を流水にとり，あくを流す。
7. 6の水気を絞り，粗めに切る。
8. 豆腐はペーパータオルで包み，電子レンジで3分程度加熱し水切りをする。
9. 8の豆腐に和え衣の調味料を加え，バーミキサーにかけ，滑らかにする。
10. 9の和え衣にひじき煮，ほうれん草を加え，和える。

ここが Point！

Point 1
➡ 滑らかな和え衣を作るために豆腐は絹豆腐を使います。水切りはペーパータオルで包み，電子レンジで加熱することで，短時間で行えます。

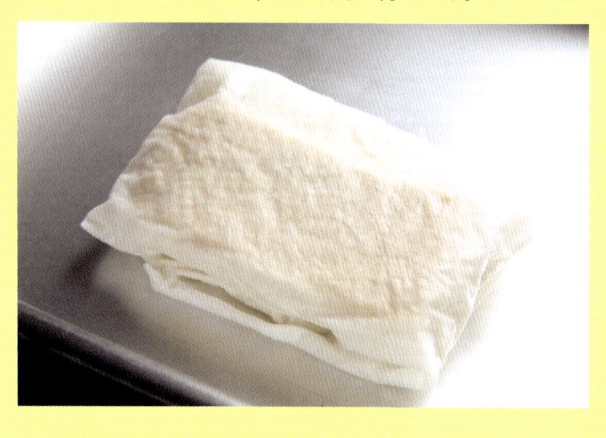

Point 2
➡ ひじきは長ひじきよりも，やわらかく煮える芽ひじきを選びます。

副菜

レシピNo. **20**

生野菜を食べやすく
トマトのフレンチサラダ

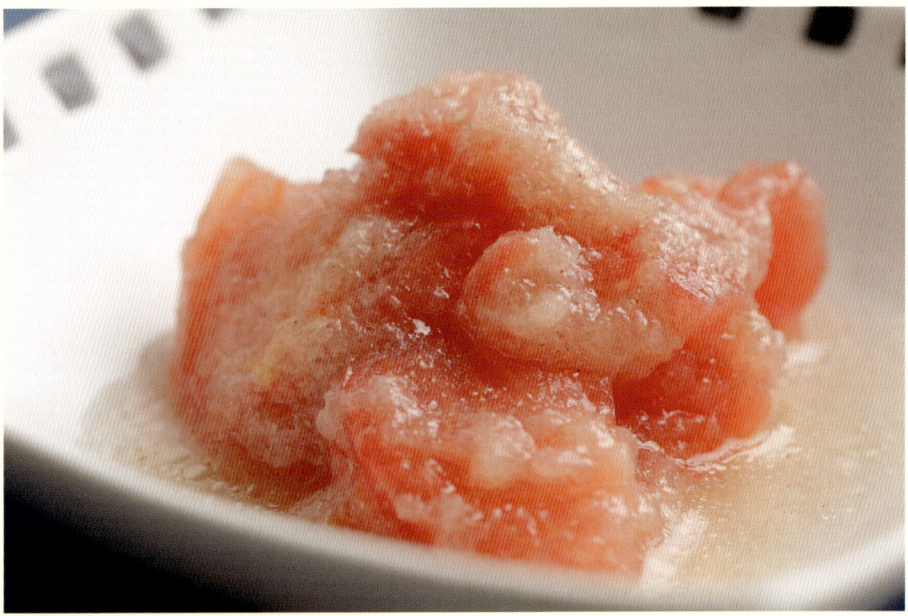

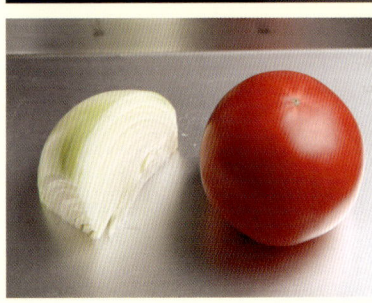

材料（2人分）

トマト	完熟したもの1個
玉ねぎ	20g

●ドレッシング

酢	小さじ2強
油	小さじ2
塩	少々
こしょう	少々

作り方

1. トマトは皮をむき（または湯むきし），種をとり除き小さめの一口大に切る（12等分のくし型を半分くらいに）。
2. 玉ねぎはすりおろす。
3. 2の玉ねぎの中にドレッシングの調味料を加えよく混ぜる。
4. トマトを入れ，和える。

ここがPoint！

Point 1
➡ トマトは完熟のものを選び，皮と種を除いて使います。

Point 2
➡ 玉ねぎはすりおろし，ドレッシングと混ぜて少し置くと味がなじんでおいしくなります。

コラム⑤ 玉ねぎの使い方

　マリネなどのドレッシングに玉ねぎを使うとき，またハンバーグや肉団子を作るとき，たいてい玉ねぎはみじん切りにします。このみじん切り，調理する者にとっては，案外面倒くさく，大変に感じるものです。また，みじん切りの切り方が大きいと，噛む機能が低下した人にとっては口やのどに残り，舌触りも悪く感じます。「みじん切りにしてください」とお願いしても，人によりみじん切りの大きさが異なってしまうと，でき上がりにも影響します。訪問栄養指導で，「どうしたらどんな人でも同じようなでき上がりにすることができるだろうか」と思案して，思いついたのが「玉ねぎのすりおろし」でした。ただし，時期により，含む水分量が違っているため，肉団子などでは，パン粉の量を調整する必要があります。

副菜

レシピNo.21 家庭料理の定番！
ほうれん草のごま和え

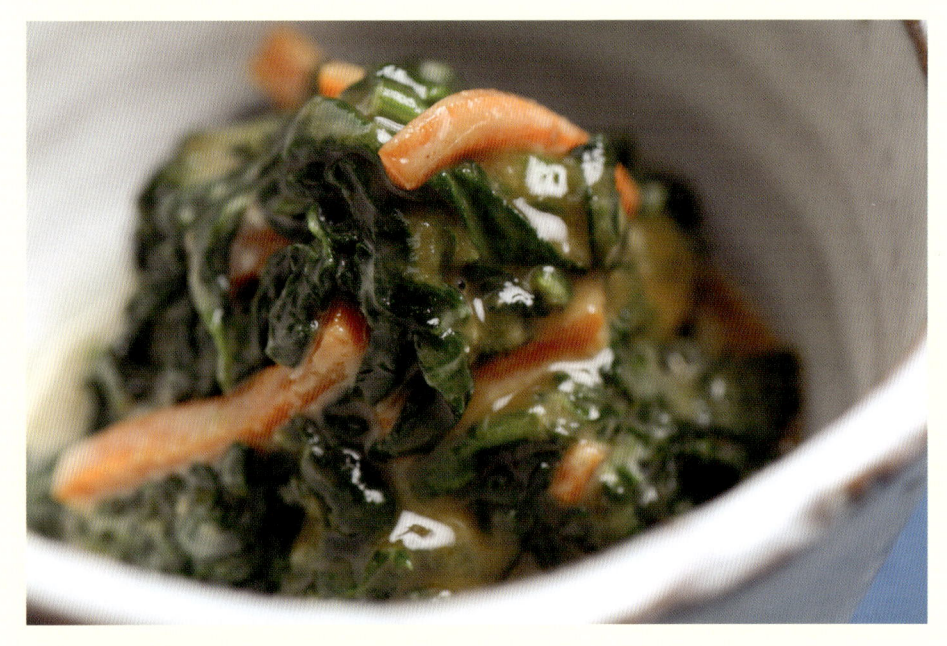

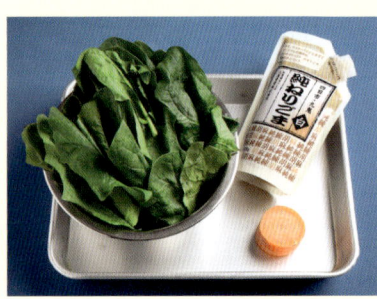

材料（2人分）

ほうれん草	葉のみ100g
にんじん	2cm

●和え衣
練りごま	大さじ1
味噌	小さじ1
砂糖	大さじ1
しょうゆ	大さじ1/2
酒	大さじ1/2

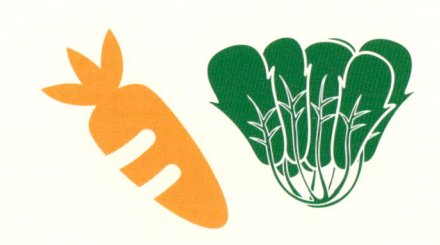

第5章 ● 嚥下食レシピ

作り方
1 ほうれん草は葉先のみを使用し，やわらかくゆでる．
2 1を流水にとり，あくを流す．
3 2の水気を絞り，2cm程度の長さに切る．
4 にんじんは短冊に切りやわらかくゆでておく．
5 和え衣の調味料を混ぜ合わせ，ほうれん草とにんじんを加え和える．

ここが Point！

Point
➡ 和え衣には，炒りごまやすりごまではなく，練りごまを使用します．滑らかでごまの風味もつき，食べやすくおいしくなります．

練りごまの活用法　　コラム⑥

　ごまは，小さいためうまく噛み切れず義歯の間に入ってしまいます．そこで，炒りごまではなく，すりごまや練りごまを利用します．特に練りごまはオイルを含み食材を滑らかにしてくれます．ごま和えだけではなく，味噌煮，白和えなど他の和え衣にも加えるとよいでしょう．カロリーアップしたいときにもお勧めです．

副菜

レシピNo. **22**

大根おろしも"つなぎ"?!
納豆のおろし和え

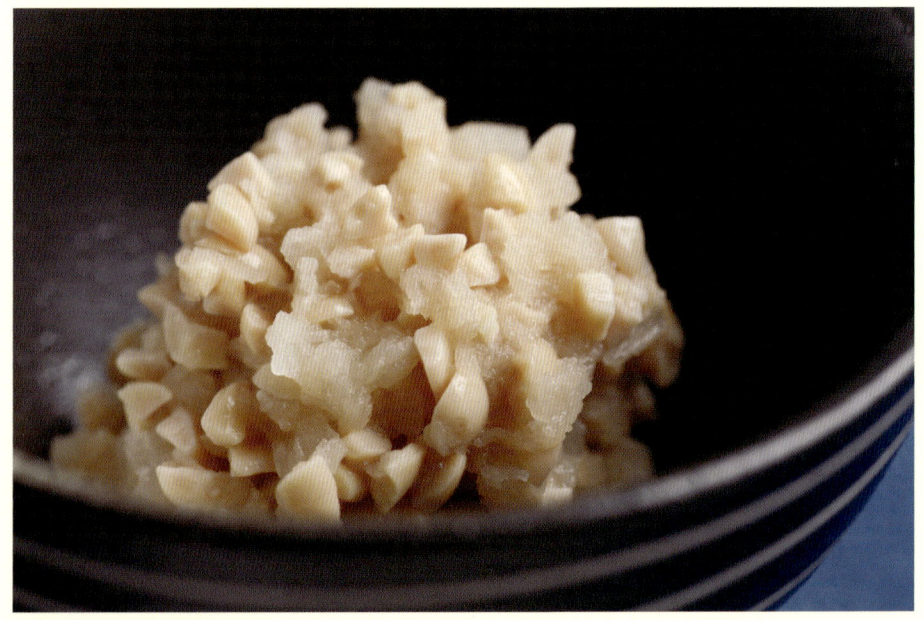

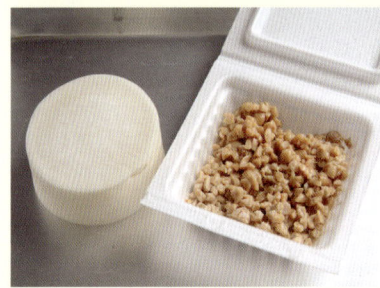

材料（2人分）

ひきわり納豆	1パック
大根	40g
しょうゆ	適宜

作り方

1. 大根をすりおろし納豆に和える。
2. 納豆の付属のたれ，好みでしょうゆをかける。

第5章 ● 嚥下食レシピ

ここがPoint!

Point 1
➡ 納豆は，ひきわり納豆を選びます。

Point 2
➡ 大根は力を入れてすりおろすと，粗くすり上がるため，やさしくすりおろします。

➡ おろし金は目の細かいものを選びます。

Point 3
➡ すりおろした大根の汁でむせるときは，少量の増粘剤でまとめます。

コラム⑦

おろし器

　おろし器は，食材をすりおろすための調理器具です。表面に小さな突起がついており，そこに食材をこすりつけてすりおろします。金物製もありますが，最近ではセラミック製のものも出ています。大きくて，目の粗いものは仕上がりも粗くなります。薬味用など目の細かいものを選びます。また，食材をすりおろすときは，力を入れてすりおろすと粗くなるため，やさしくゆっくりすりおろすようにします。

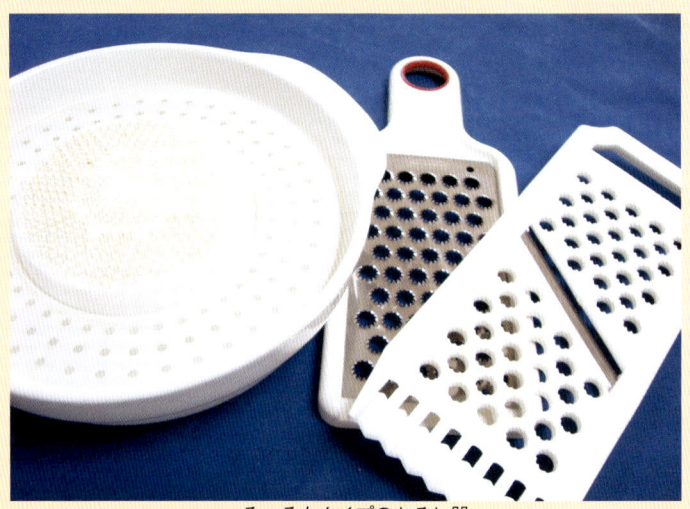

いろいろなタイプのおろし器

副菜

レシピNo. **23**

食べやすい食材同士の組み合わせ！
アボカドとまぐろのサラダ

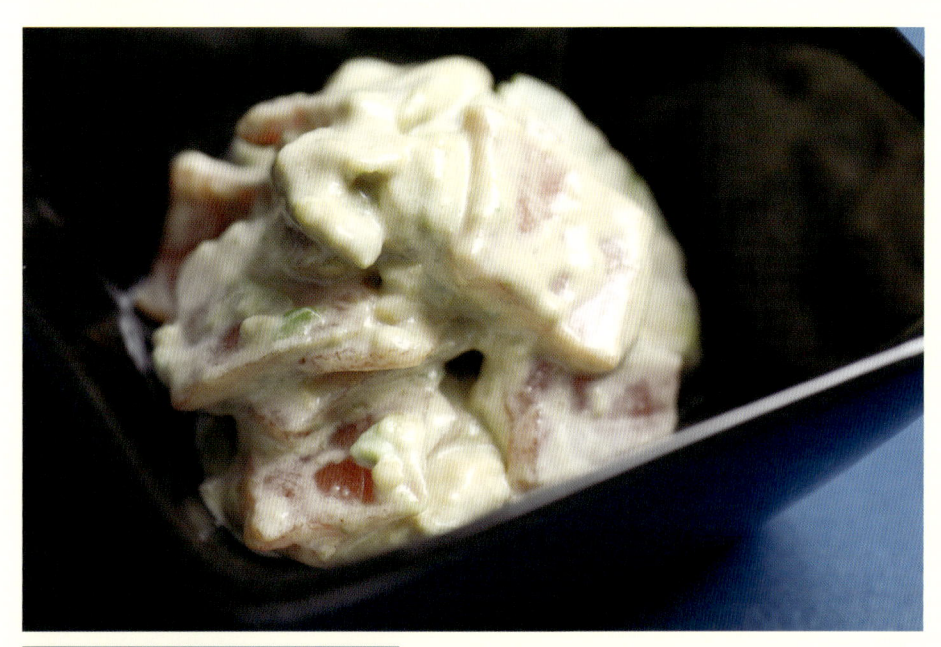

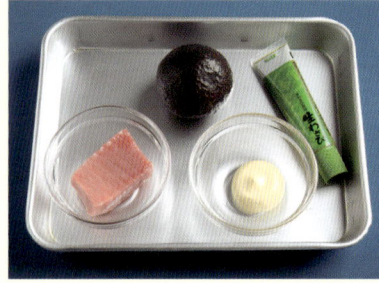

材料（2人分）

アボカド	1/2個
まぐろ（刺身用）	50g
┌ 練りわさび	少々
│ しょうゆ	小さじ2
└ マヨネーズ	小さじ2

作り方

1 アボカドは種を外し，皮をむき，縦半分，横6mm程度に切る。

2 まぐろはアボカドと同じ大きさになるように切る。

3 アボカドの1/4量をフォークなどでつぶし，調味料と混ぜる。

4 3に残りのアボカドとまぐろを加え，和える。

第5章 ● 嚥下食レシピ

ここがPoint！

Point
➡ アボカドは紫色に熟したものを使います。よく熟したものは口当たりが滑らかです。

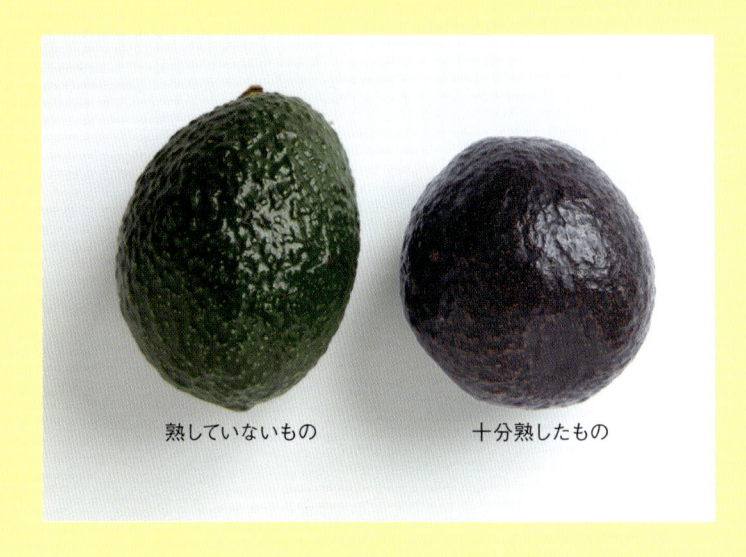

熟していないもの　　　十分熟したもの

コラム⑧

アボカド

　高齢者にとって，まだなじみが少ない食材の一つかもしれません。2割近くを脂肪が占め，高カロリーで栄養満点。低栄養状態の人には，とても大事な栄養源にもなります。そのまま，わさびしょうゆにつけたり，ポテトサラダなどに混ぜてもよいです。天ぷらにすると，とてもやわらかく食べることができます。空気に触れると色が悪くなるため，酸化防止のためにレモンで色止めをします。

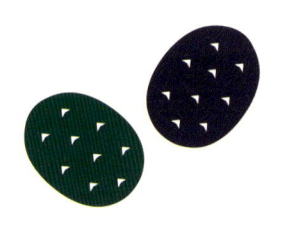

汁物

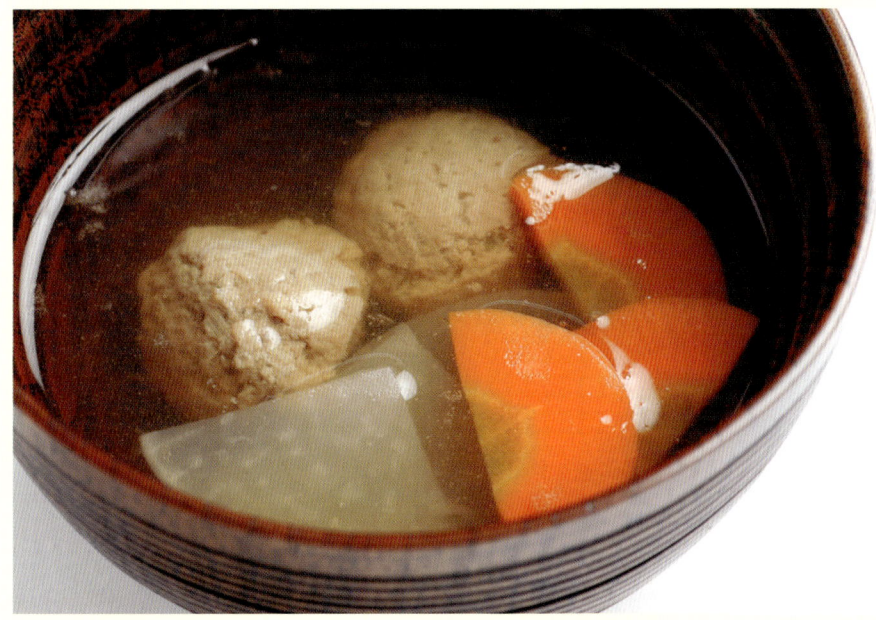

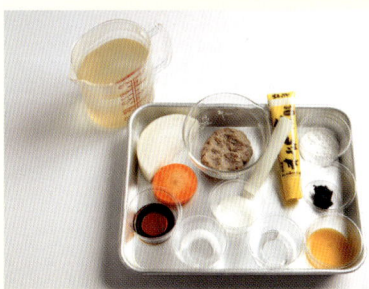

レシピNo.24 いわしつみれ汁
だしの効いた適度なとろみ

材料（2人分）

●いわしつみれ
- いわしすり身……………………………………50g
- 長ねぎ……………………………………………10g
- おろししょうが………………………………小さじ1/2
- 溶き卵……………………………………………小さじ2
- 片栗粉……………………………………………大さじ1/2
- 酒…………………………………………………小さじ1/2
- 赤味噌……………………………………………小さじ1

大根…………………………………………………40g
にんじん……………………………………………10g
- だし汁……………………………………………400cc
- 塩…………………………………………………小さじ1/4
- しょうゆ…………………………………………小さじ1/2

増粘剤（トロミパーフェクト）……………………………2g

作り方

1. 長ねぎはみじん切りにする。
2. ボウルにいわしつみれの材料を入れよく混ぜる。
3. 湯を沸かし2を1人2～3個の団子状に丸めてゆでる。
4. 大根とにんじんはいちょう切りにして下ゆでする。
5. 鍋にだし汁を加え，4の大根とにんじんを加え煮る。塩，しょうゆで味を調える。
6. 5に増粘剤をふり入れ，とろみをつける。
7. いわしつみれを加え，ひと煮立ちしたら火を止める。

ここがPoint!

Point 1

- 長ねぎはできるだけ細かいみじん切りにし，いわしすり身と調味料を加えよく混ぜます。タネがやわらかいので，しっかり混ぜないとゆでたときに散らばってしまいます。
- よく混ぜることでふっくらとして，滑らかな食感になります。

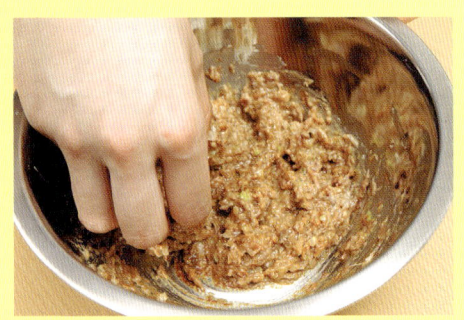

よく混ぜる

Point 2

- 増粘剤を使ってとろみをつけるときに小さめの泡立て器を使います。混ぜながら増粘剤を加えると，一度に入れてもダマになりにくく，均一にとろみをつけることができます。
- 汁物にとろみをつけるとき，やわらかい具材（つみれ，肉団子，豆腐など）はとろみをつけてから加えたほうが崩れにくく，見た目もきれいに仕上げることができます。
- とろみの濃度は対象者に合わせ調整してください。濃すぎるとろみは粘度が強くなり，ベタベタしてかえって飲みにくくなります。

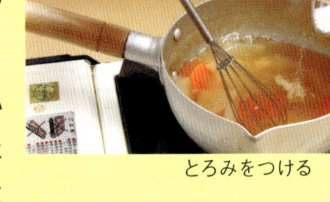

とろみをつける

汁物

レシピNo. **25**

のど越しよいとろみのスープ
ポタージュスープ

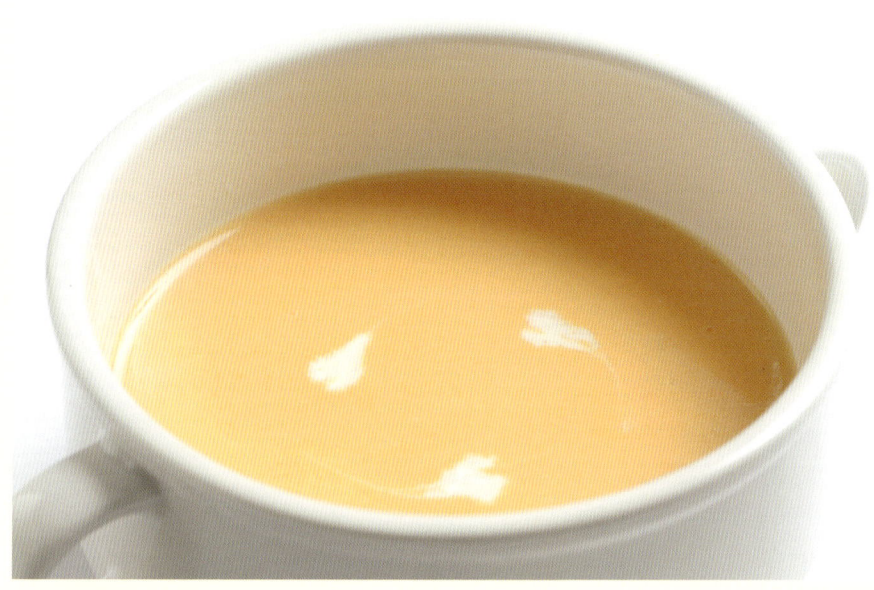

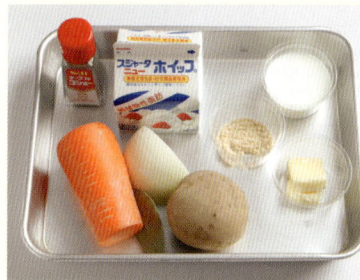

材料（2人分）

にんじん	中1/2本
じゃがいも	1/2個
玉ねぎ	1/4個
バター	大さじ1
水	300mℓ
コンソメ	小さじ1
こしょう	少々
牛乳	1/2カップ
生クリーム	大さじ1

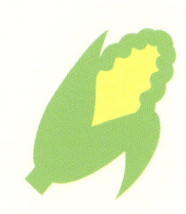

作り方

1. にんじんはいちょう切り，玉ねぎは横方向に千切りにする。
2. じゃがいもはいちょう切りにして水にさらしておく。
3. 鍋にバターを溶かし，1のにんじんと玉ねぎを炒める。
4. 3に2のじゃがいもを加えさらに炒める。
5. 4に水，コンソメ，こしょうを加えやわらかくなるまで煮る。
6. 野菜がやわらかくなったら牛乳を加え，沸騰する直前で火を止める。
7. 生クリームを加え，粗熱がとれたらミキサーにかける。
8. 鍋に移し沸騰させない程度に温めてから器に盛る。

ここがPoint！

Point 1
→ スープなど水分が多く，ある程度の量があるときはジューサーミキサーがお勧めです。野菜の繊維が残らないように途中で目と舌で確認して，少し長めにミキサーにかけて舌触りのよいスープに仕上げます。

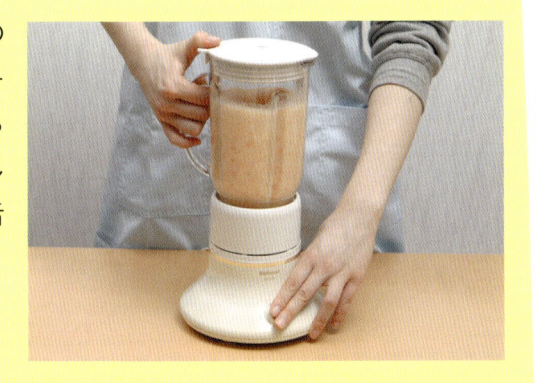

Point 2
→ 量が少なく，水分も少なめのときは，バーミキサーがお勧めです。

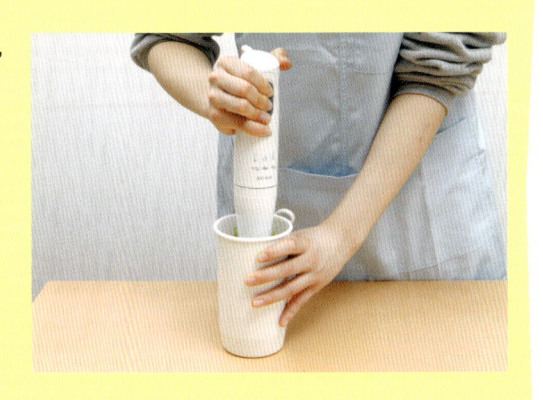

デザート

レシピNo. 26

油脂を加えて舌触り滑らか

スイートポテト

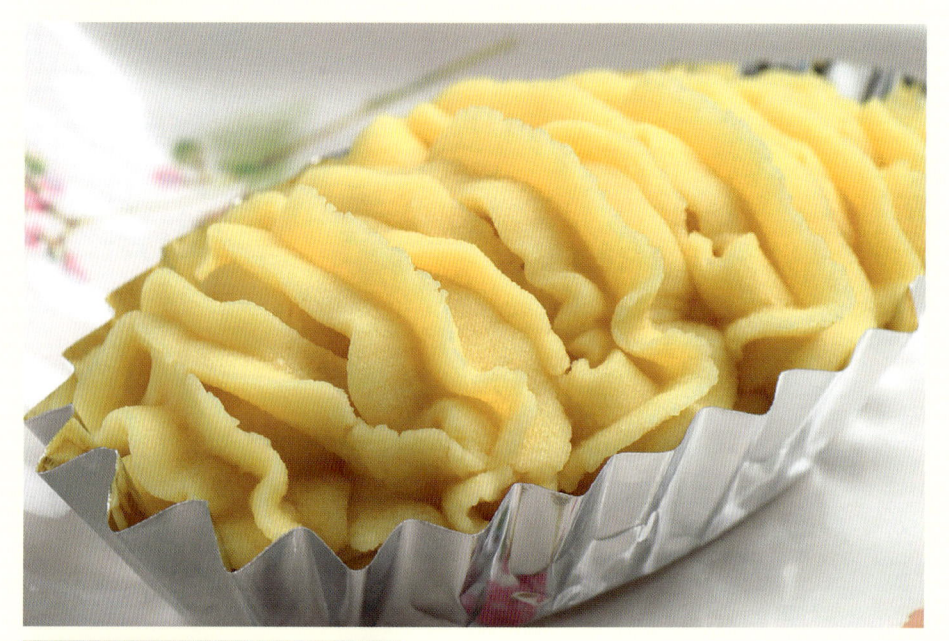

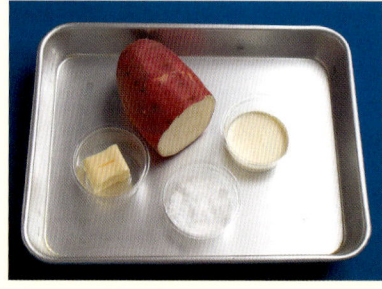

材料（2人分）

さつまいも	大1/3本（正味200g）
バター	20g
砂糖	20g
生クリーム	80cc

作り方

1. さつまいもは皮を厚くむき，輪切りにし水にさらす。
2. 鍋にさつまいもがかぶるくらいの水を入れ，火にかける。
3. 沸騰したらゆでこぼし，再びさつまいもがかぶるくらいまで水を入れ，やわらかくなるまで煮る。
4. 湯を捨て，温かいうちに裏ごし器で裏ごしする。
5. 小鍋にバターを入れ火にかけ，溶け始めたところで4の裏ごししたさつまいもと砂糖を加え，よく混ぜる。
6. 5に生クリームを少しずつ加え，混ぜ合わせる。
7. 絞り出し袋に入れアルミカップに絞り出す（絞り出し袋がない場合はラップに包み，楕円形に形を整えてもよい）。

ここが Point!

Point 1

➡ さつまいもは皮の内側3〜4mmのところに縦に太い繊維が走っています。皮を薄くむくとこの繊維が残ってしまい，ゆでたときに色も黒ずんでしまいます。また，裏ごしをするときも繊維が目詰まりして裏ごししにくくなります。

➡ 皮をむくときはこの繊維を残さないように厚くむきます。繊維はさつまいもを輪切りにすると，皮の内側に円を描いたように走っているので，その内側に包丁を入れます。

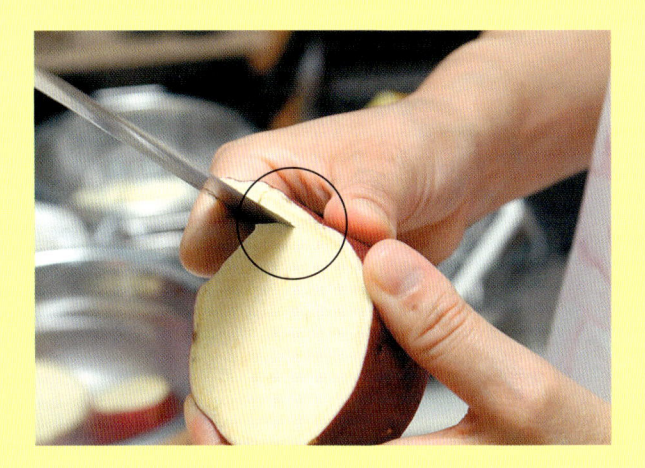

Point 2

➡ さつまいもはあくが強いので，切ったら水にさらしあく抜きをします。よりきれいに仕上げたい場合はゆでこぼしをします。

➡ さつまいもはヤラピンやセルロースなどの食物繊維が豊富です。便秘解消のためにも積極的にとりたい食品ですが，加熱しただけではホクホクしすぎて食べにくい食品の一つです。裏ごしをして繊維を短く断ち，バターや生クリームといった油脂を加えることで滑らかで口当たりのよい食品になります。

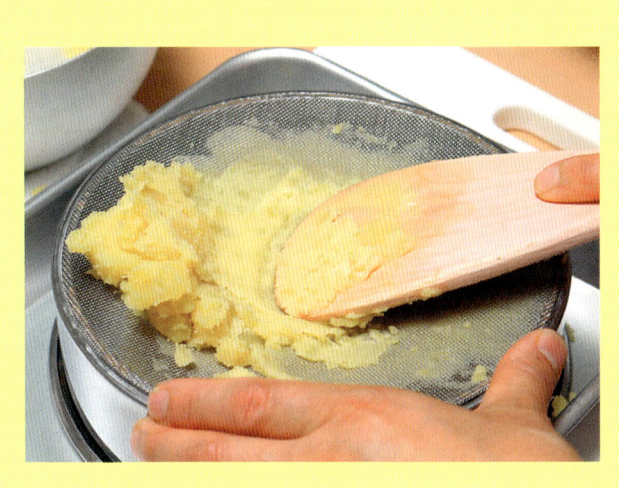

デザート

レシピNo. 27

おやつにいかが？　滑らかおもち

ずんだもち風

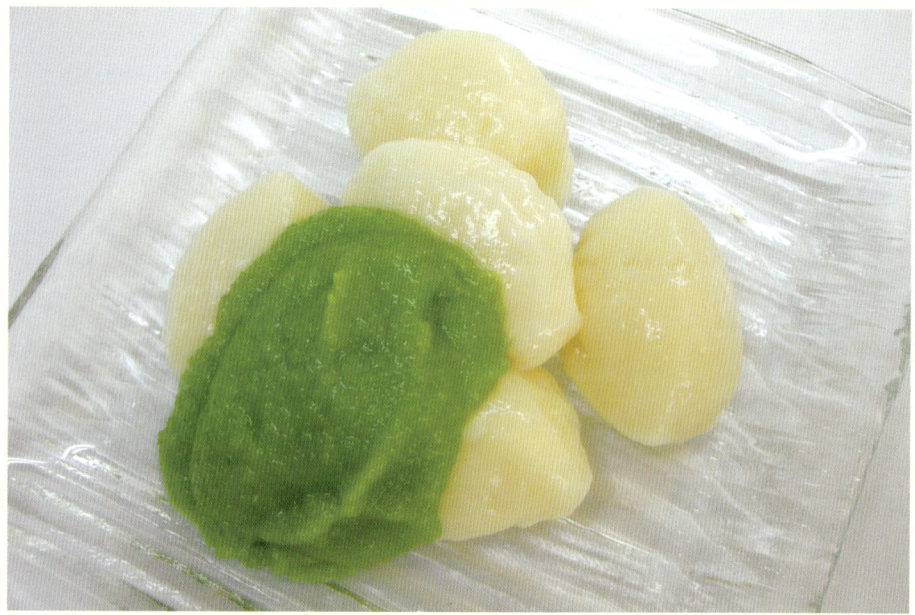

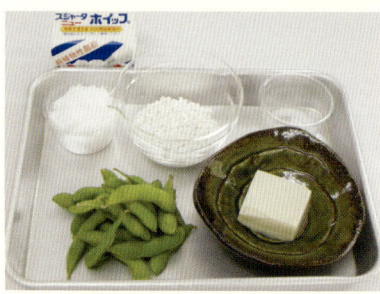

材料（2人分）

絹ごし豆腐	50g
白玉粉	25g
枝豆	40g
砂糖	40g
塩	少々
生クリーム	大さじ1

作り方

1 ボウルに豆腐と白玉粉を入れ，豆腐を崩しながら粗く混ぜてしばらく置く。

2 枝豆は塩ゆでし（冷凍の場合は解凍），さやから豆を出し砂糖をまぶしておく。

3 2に塩少々と生クリームを加えバーミキサーにかけ，ずんだあんを作る。

4 1を粒が残らないようによく混ぜ合わせる。

5 4をスプーンなどを使い小さめの団子にして，沸騰した湯の中に落としゆでる。

6 団子が浮いてきたらさらに1〜2分ゆで，冷水にとる。

7 器に盛り3のあんを絡める。

ここがPoint！

Point 1

→ 豆腐と白玉粉を混ぜてしばらく置くと豆腐の水分が白玉粉に吸水され，白玉粉がやわらかくなります。やわらかくなってから混ぜるとダマにならず均一に混ぜることができます。

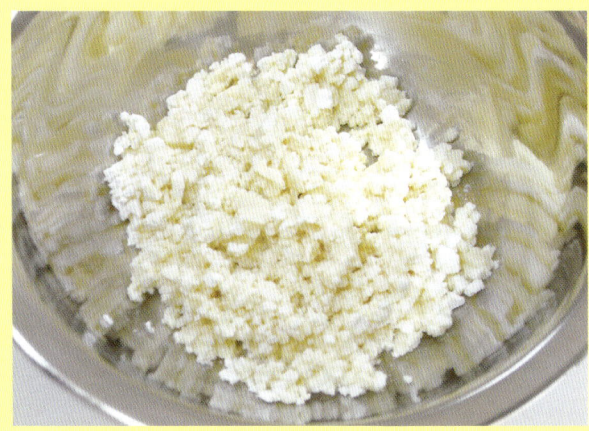

Point 2

→ 量が少なく，水分も少なめのときはバーミキサーやミルサーがお勧めです。途中で何度か目と舌で確認して滑らかなペースト状になるまでしっかりとミキサーにかけていきます。

デザート

レシピNo. **28**

きざむより，すりおろすよりも
おいしく，きれいに。

りんごコンポート

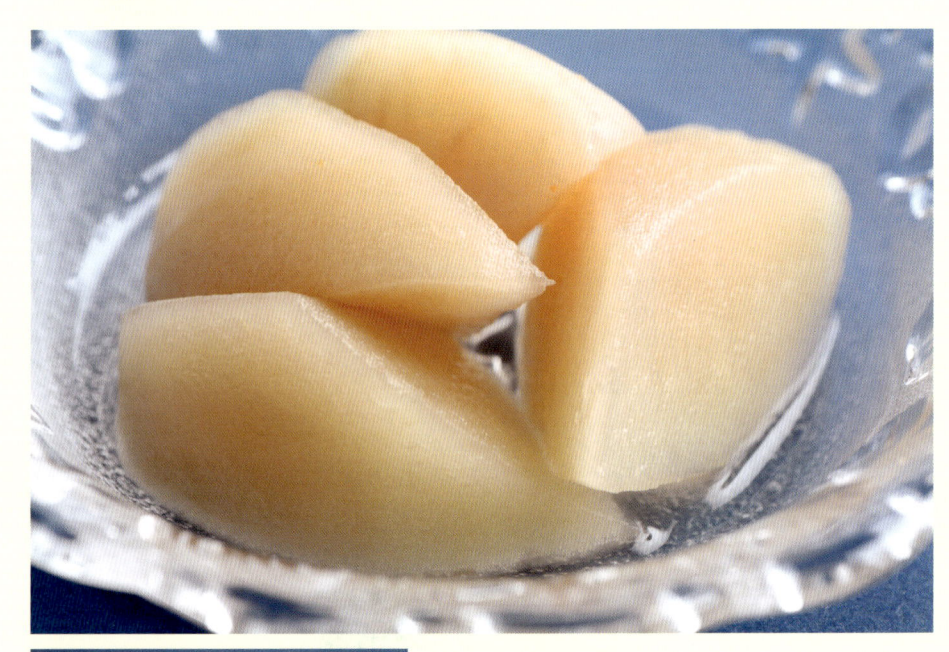

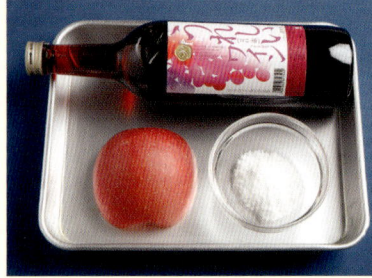

材料（2人分）

りんご	1/2個
赤ワイン	小さじ1
砂糖	小さじ1

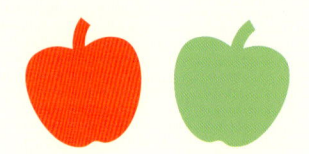

作り方

1. りんごは皮をむき，やや大きめの一口大に切る。
2. 小鍋にりんごがひたひたにかぶる程度に水を加え，沸騰したら火を弱め，赤ワインと砂糖を加え煮る。
3. りんごが透き通り，舌でつぶせるくらいやわらかく煮えたら，火を止め，味を含ませる。

第5章 ● 嚥下食レシピ

ここが Point！

Point
→ りんごはすりおろしたり，きざむよりも，コンポートにすることでやわらかくなり食べやすくなります。

→ 特にきざんでしまっては，口やのどに残り，大変危険です。

コラム⑨

ジャム

　果物は生で食べるだけではなく，ジャムなどにして食べるのもいかがですか？　ジャムにしておくと，パン粥やヨーグルトに添えたりして食べることができます。甘味は好みで調整しますが，あまり甘くしない場合は冷凍して保存するようにします。ただし，キウイフルーツなど種が気になる場合は，種の部分を除いて作るようにします。

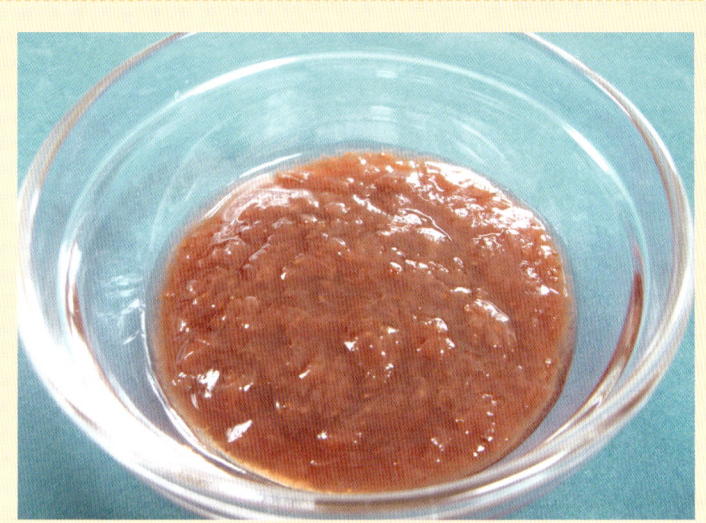

果物でジャムを作る

デザート

レシピNo. 29

食事が食べられないときの代わりにもいかが？

豆乳プリン

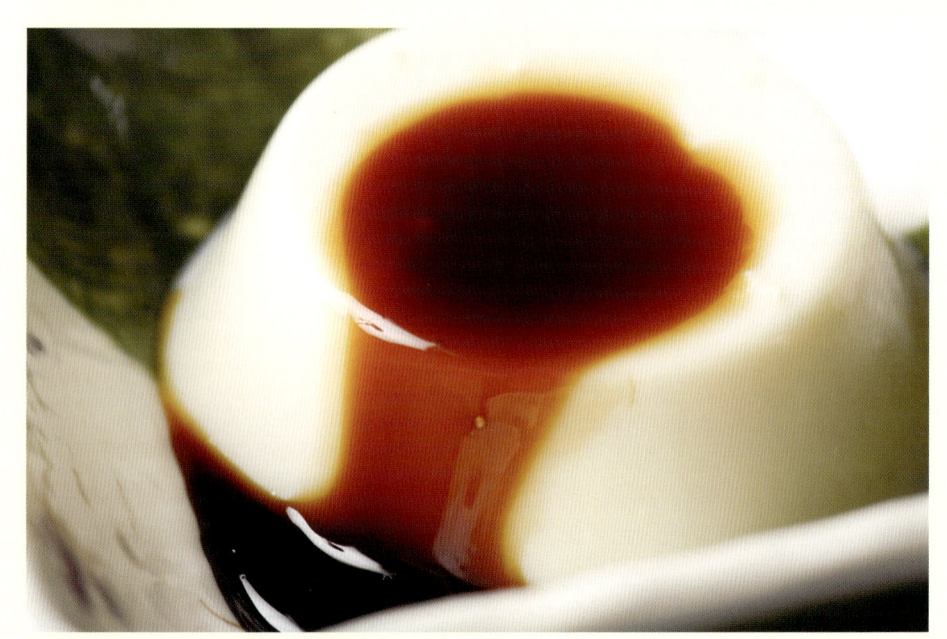

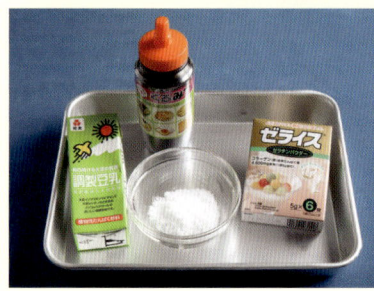

材料（2人分）

調整豆乳	150cc
┌水	100cc
└ゼラチン	5g
砂糖	5g
黒蜜	適宜

作り方

1. ゼラチンを水にふり入れ、しばらく置く。
2. 電子レンジでゼラチンを溶かし、砂糖と豆乳を加えよく混ぜる。
3. ゼリー容器に流し冷やし固める。
4. 器にあけ、黒蜜をかける。

ここが Point!

Point
→ ゼラチンは室温では固まりにくく，冷蔵庫や氷水の入ったバットなどで冷やし固めます。
→ ゼラチンのみを先に加熱し，常温の豆乳やジュースなどを合わせると早く固まります。
→ 電子レンジを使ってゼラチンを加熱するときは，加熱しすぎないように注意しましょう。
→ 冷蔵庫などで冷えたジュースとゼラチン（加熱済み）を合わせると，一部だけが固まってしまいます。

コラム⑩ プリンの話

　市販の，プリンと聞くと「プッチン」とカップからお皿にとり出しやすく，きれいに形作られているものをイメージする人が多かったのではないでしょうか。しかし今は「なめらかプリン」「とろとろプリン」とさまざまなプリンが市販されるようになりました。

　ところで，プリンは比較的飲み込みやすいとされていますが，どんなプリンがよいのでしょうか。実は，なめらかプリンやとろとろプリンは，ペーストまたはヨーグルト状のプリン。かき混ぜると，やわらかく形が崩れてしまいます。より重度な嚥下障害者には，昔からある「プッチン」とお皿にとり出せるプリンのほうが食塊形成を助け，よいようです。プリンは，卵と牛乳，砂糖を材料に作られているもの，栄養価も満点です。

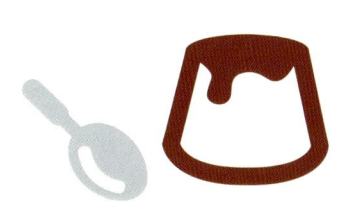

デザート

レシピNo. 30

食事のときの水分補給に！
お茶ゼリー

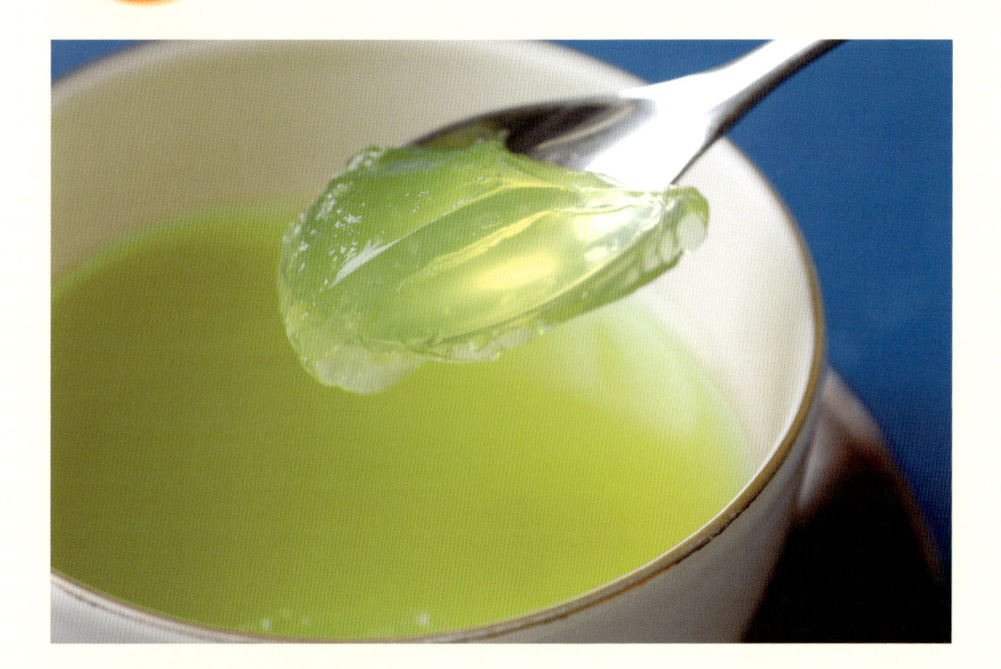

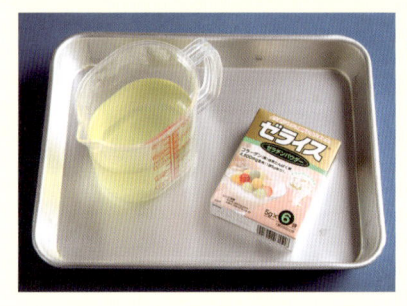

材料（2人分）

お茶 300cc
ゼラチン 5g

作り方

1 ゼラチンをお茶にふり入れしばらく置く。

2 電子レンジでゼラチンを溶かす。

3 湯飲みなどに流し，冷蔵庫で冷やし固める。

ここが Point!

Point 1
➡ 砂糖は入れず,食事や間食時の水分補給として利用します。

Point 2
➡ 口やのどに残りやすい食べ物と交互に食べることで,残ったものを一緒に飲み込んでくれ,口やのどをきれいにしてくれる働きがあります。

コラム⑪

甘くないお茶ゼリー

　一般にお茶ゼリーと聞くと,「抹茶ゼリー」を思い出されるでしょうか。ゼリーというと甘いイメージがありますから,この抹茶ゼリーも甘〜いお菓子のイメージです。

　ここで,ご紹介したお茶ゼリーは甘味のないゼリーです。一般的なイメージから,時々「砂糖を入れてもいいですか？」と聞かれることがあります。しかし,このお茶ゼリーは,食事中に飲むお茶の代わりに作ったものです。食後のデザートであれば甘くてもいいのでしょうが,お粥やおかずの途中で甘いゼリーを食べるというのは変な感じがします。また,嚥下障害者は,口の中に甘さやしょっぱさが残ると,食後も唾液が出て,すぐにのどがゴロゴロしてきます。口の中をさっぱりさせ,甘味をとるためにも,あえて甘さは加えずお出しするのが,このお茶ゼリーです。

第6章

こんなときどうする？
みんなが聞きたいQ&A

こんなときどうする？
みんなが聞きたいQ&A

Q1…食材別に，使える食材とそうでない食材の選び方や具体的な調理の工夫を知りたいのですが…

　食材選びのポイントは八つあります。注意したい食品や料理は，かまぼこやこんにゃくのように加熱してもやわらかくなりにくいもの，ナッツ類や塊の肉などかたいもの，またわかめのようにぺらぺらと薄く厚みのないものは口の中で認知しにくく，案外うまく噛めないものです。青菜などの繊維の強いものはうまく噛めず，口の中に残ってなかなか飲み込めないということもあります。パンやふかしいも，凍り豆腐などは，水分が少なくパサパサして

加熱しても やわらかくなりにくいもの	厚みのないもの	酸っぱいもの
かまぼこ，こんにゃく，貝類，いか，ハム，油揚げ，きのこ類，長ねぎ，しらたき，もやし	焼きのり わかめ レタス・きゅうり	酢の物 かんきつ類
	パサパサしたもの	液状のもの
	パン，ふかしいも，ゆで卵，焼き魚，凍り豆腐	水 お茶 すまし汁 味噌汁
かたいもの	繊維の強いもの	パラパラと まとまりにくいもの
ナッツ類，さくらえび，ごま炒り大豆，焼き肉，生野菜	青菜類，ごぼう，たけのこ，れんこん，かんきつ類の房，パイナップル	きざみ食，ふりかけ，佃煮，長ねぎ

噛みにくい ←――――――――――→ 飲み込みにくい

図6　噛みにくい，飲み込みにくい食品・料理

第6章 ● こんなときどうする？ みんなが聞きたいQ&A

いて飲み込みにくくなっています。また酢の物のような酸っぱいものはむせやすいものです。そして，意外にも最もむせやすく注意が必要なものは，お茶や汁物などの液体です。図6は，左側のほうが噛みにくい食品や料理で，右にいくほど飲み込みにくいものとなっています。また本文でも繰り返し，ご紹介してきましたが，食材別の調理のポイントをまとめましたので，参考にしてください。

食材別の調理のポイント

主食	食材	注意事項およびポイント	食品例	適応／調理の工夫
	米	ごはんはパラパラしてうまく口の中でまとめられない 全粥は米粒一つが舌でつぶせるくらいふっくら炊き上げる	米	×ごはん，チャーハン，分粥，雑炊
				○全粥，リゾット
	パン	パンはパサパサしているため，水分を加えて調理する	食パン	みみをとり，使用
			ロールパン	食パンよりもかために仕上がる（表面の皮がかたいため…）
				○フレンチトースト，パン粥，パンプリン
	麺類	麺そのものがパラパラしていると口の中でうまくまとめられない 基本的にはくたくたにやわらかく煮る ※基本的に麺類は食べ方を注意しないと難しい	うどん	くたくたにやわらかく煮る
			そう麺	ゼリー寄せにする
			そば	やわらかくゆでた後，卵白で絡めて蒸しなおす
			中華麺	×
			パスタ	マカロニ，ニョッキなどのショートパスタを利用。小麦粉を含んだやわらかくなるものを選ぶ
	もち	そのままでは窒息の危険あり。白玉粉などを用いて変わりもちを作る（レシピNo.27参照）	もち	長いももち，白玉豆腐もち，他（うるち米：もち米＝2:1）
			おはぎ	×つぶあん，○こしあん，△きなこ

主菜	食材	注意事項およびポイント	食品例	適応／調理の工夫
	魚介類	赤身はパサパサしていることが多い 煮汁を多くする（とろみつけ），焼き魚はおろしあんなどをかける あんかけやソースをかけることで，飲み込みやすくなる	魚	○メロー，カレイ，生たら（皮なし，骨なし，ハラミなどを使用）
				×焼き魚，△揚げ煮，○刺身，蒸し魚，煮魚
			貝類	えびやいかはすり身にし団子状にする
			魚加工品	×かまぼこ，ちくわ，さつま揚げ，○はんぺん，いわしすり身
	肉類	ひき肉を使用（ただし，ひき肉はそぼろ状にしない） 卵や小麦粉，玉ねぎ，豆腐などつなぎを多めに加え，肉団子やハンバーグなどにする	牛肉	○ユッケ
			豚肉	△豚バラスライス，○豚肉団子
			鶏肉	×鶏ささみ，鶏むね肉，○鶏団子
			肉加工品	×ハム，ソーセージ，○レバーペースト
	卵	加熱をしすぎない ※だし汁や牛乳などを加え，やわらかく仕上げる	卵	×ゆで卵，炒り卵，△卵焼き
				○卵とじ，オムレツ，温泉卵，卵豆腐，スクランブルエッグ
	大豆製品	大豆は舌でつぶせるくらいやわらかく煮る（皮は除く） おから→だし汁，卵を加え，水分を多めに仕上げる	豆腐	×焼き豆腐，△木綿豆腐，○絹ごし豆腐
			大豆加工品	×油揚げ，生揚げの端，凍り豆腐
				△きざみ納豆，おから

(つづき)

副菜	食材	注意事項およびポイント	食品例	適応／調理の工夫
	いも類	少し水気を多めにしやわらかく煮る（ホクホクさせない） じゃがいもは単にだし汁や牛乳を加えただけでは、ボソボソしてしまうため、バターや生クリームなど油脂を一緒に加える ミキサーにかけると粘りが出るため、注意する	いも	○かぼちゃ、里いも、さつまいも、じゃがいも
	青菜類	葉先を使用し、やわらかく煮る 白和え、練りごま和えなど和え衣を工夫する		○ほうれん草葉先、△小松菜、ちんげん菜、春菊、×みず菜、みつば
			キャベツ・白菜	繊維を断つように切り、やわらかく下ゆでする
	根菜類	一口大にし、やわらかく煮る、皮をむく ※必ず繊維の方向を確認し、繊維を断つように切る		○大根、かぶ、にんじん、白菜、トマト、なす △ねぎ、れんこん、切干大根 ×ごぼう、たけのこ、もやし
			大根・かぶ	厚めに皮をむき、煮る
			トマト	皮をむき、種をとり、さいの目に切る
			なす	皮をむき、やわらかく煮る
	きのこ類	基本的には使用は難しい。ミキサーにかけても苦味が出たりすることがある 細かくし、肉団子に混ぜるなどの工夫をする	きのこ	△なめこ
	海藻類	汁物ではミキサーにかけると適度なとろみがつく	わかめ	サラダや和え物などでは使用しない
			ひじき	下ゆでし、さらにやわらかく煮る、パラパラしないように具の組み合わせを考慮する
	漬物	市販品→代替、または煮浸しなどに調理する		市販品→代替(のり佃煮、練り梅、たい味噌など)

その他	食材	注意事項およびポイント	食品例	適応／調理の工夫
	果物	果汁にとろみがあるものはよいが、それ以外はゼリーやムースに加工する 缶詰の利用は可		○バナナ、いちご、桃、ぶどう、キウイフルーツ(種なし)、りんごコンポート
				○みかん缶、白桃缶
				×スイカ、かんきつ類
	乳製品	牛乳はとろみがつきにくい。ヨーグルトに替えたり、ミルクゼリーにするとよい とろけるチーズは冷めると固くなり、使いにくい	牛乳	○ミルクゼリー、ババロア、△ヨーグルト(ゼリーに比べ、のどに残りやすい)
			ヨーグルト	フルーツと和えるときは果汁に注意
			チーズ	×固形チーズ、△とろけるチーズ、○クリームチーズ
	菓子類	カステラなどはジャムや生クリームをつけたり、サンドすると食べやすくなる 寒天ゼリーはポロポロして口の中でまとまらないため×		×せんべい、大福もち
				△カステラ、まんじゅう、ケーキ
				○ゼリー、ムース、プリン
	水分	むせる場合は、とろみやゼリー状にする(とろみ濃度の目安0.5%〜1%、ゼラチン1.6%) 個別により対応する		とろみまたはゼリー状

第6章 ● こんなときどうする？ みんなが聞きたいQ&A

Q2…毎食, お粥の炊き上がりが異なってしまいます

　お粥はどのように作っていますか？ 残りご飯を炊きなおしている，土鍋で米から炊いている，炊飯器の粥モードで炊いているなど作り方もさまざまです。粥専門のポットや炊飯ジャーで炊いているときはまだよいのですが，鍋で炊く場合には，少しの水加減や加熱時間によりでき上がりが異なってしまいます。やわらかく炊けたと思っても，粥の粒は舌できれいにつぶれるでしょうか。食べている途中に分離してこないように炊き上げる工夫も必要です。家庭版真空調理法である「パッククッキング」（125頁，レシピNo.④参照）は，一定の粥を簡単に作ることができます。

Q3…食べている途中でお粥が水っぽくなるのですが…

　噛んだり飲み込んだりする機能が低下してくると，どうしても食事時間が長くなります。おいしく炊けたお粥も食事時間が長くなることにより，唾液が混ざり，唾液のアミラーゼにより，でんぷんが分解されて水っぽくなってしまいます。お粥の炊き方やでき上がりのかたさに注意することは大切ですが，食べている途中でどうしても水っぽくなるという場合は，とり分け用の小皿を用意し，とり分け用のスプーンと直接口に入れるスプーンを使い分け，食べるようにします。

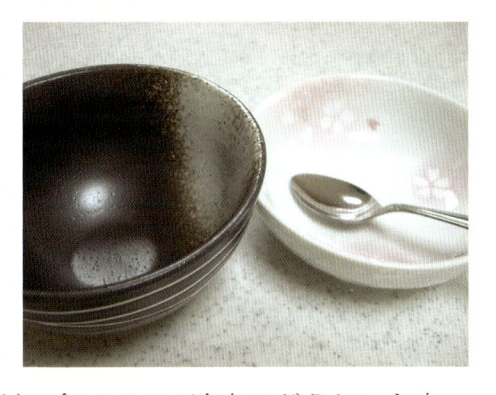

Q4…パンが好きなのですが, いい調理法はありませんか？

　パンはいつも窒息しやすい食品の上位にあげられています。パンがそのまま食べられない人は，サンドイッチにするとよいでしょう。サンドイッチの具には，マヨネーズなどを多く使った卵やたっぷりのジャム，生クリームなどつなぎとなるものを選びます。また，牛乳と交互に食べるようにしたり，少し牛乳に浸しながら食べてもよいでしょう。フレンチトーストにしたり（焼き目をつけすぎない），パン粥やパンプリン（レシピNo.②）などにします。

Q5…麺類を食べたいのですが，何かいい方法はありますか？

　日本人は麺をすすって食べる習慣があり，この食べ方ではむせやすくなってしまいます。また咀嚼するとバラバラになってしまい，まとめにくく，口腔内や咽頭（のど）にも残りやすくなっています。うまく噛めないから短くきざむということもあるようですが，逆にバラバラになってしまい危険な場合もあります。そこで，麺つゆにゼラチンなどを加え，ゼリー液を作り，その中にやわらかくゆでた麺を入れて固めたりします。（レシピNo.⑰）

Q6…魚はいつも食べにくい気がします。良い工夫はありますか？

　焼き魚は魚の中の水分が落ち，パサパサしてしまいます。魚を選ぶときには，多少脂ののった魚を選ぶようにします。脂肪分が少ないときは蒸し魚やあんかけ料理にします。すり身にして団子にしたり，調味料として油脂を加えてもよいでしょう。（レシピNo.⑨⑪㉔）

Q7…肉を食べたいのですが，何かいい方法はありますか？

　塊やスライスの肉ではなくひき肉を使います。ひき肉はそぼろ状では，肉自体が固くしまってしまうため，つなぎを入れて団子状にします。少し油脂があるほうが滑らかに仕上がります。脂身の少ない肉にはサラダ油などの油脂を少量添加します。（レシピNo.①⑤⑩⑱）

Q8…鶏団子がうまくまとまらないのですが，どうしてでしょうか？

　しっかり練っていますか？　通常の肉団子よりも鶏ひき肉の割合が少なく，玉ねぎや卵の割合が多くなっているため，混ぜ方が足りないと，ゆでるときにバラバラになってしまいます。「もういいかな？」と思ってから3分。しっかり混ぜてみてください。また，玉ねぎが新玉ねぎだと，少し水分量が多くなります。パン粉などを増やすか，玉ねぎの量を少し減らしてみてください。（レシピNo.①）

第6章 ● こんなときどうする？ みんなが聞きたいQ&A

Q9…とうがんをやわらかく煮たのに，かたいと言われてしまった。どうしてでしょうか？

　とうがんや大根，かぶなどは，皮のむき方で煮た後の仕上がりが異なります。加熱することで中心部はやわらかくなりますが，皮を薄くむいてしまうと皮の部分がかたく煮上がってしまいます。もったいないと思わずに少し厚めにむくようにしましょう。（レシピNo.⑦ ⑭ ⑱）

Q10…ほうれん草や小松菜など葉ものの調理の工夫の仕方を教えてください

　葉ものは繊維がかたく，食べにくい食材の一つにあげられています。比較的やわらかくでき上がるのはほうれん草で，中でも葉先のみを使用します。葉先をやわらかく時間をかけて加熱し，必要に応じて煮汁にとろみをつけたりゼリー寄せにします。茎の部分は繊維が強く，ミキサーにかけてもなかなか滑らかになりません。（レシピNo.⑧ ⑨ ⑲ ㉑）

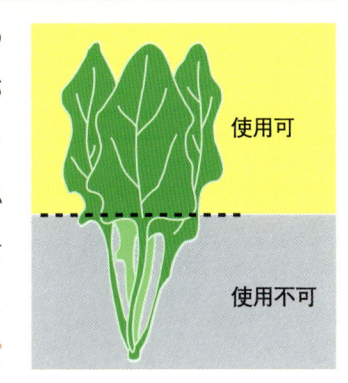

使用可
使用不可

Q11…揚げ物を食べたいのですが，良い方法はありませんか？

　揚げ物は高温の油で加熱することで，表面をパリッとさせ，その食感を楽しむことができます。しかし，食べる機能が低下してくると，このパリッとした食感があることで，うまく食べられないことがあります。そこで，揚げ物をするときには，揚げ衣や具など次のような工夫をしてみてください。

揚げ衣の工夫
　揚げ衣をふんわりやわらかく仕上げる➡フリッターや天ぷらなど
　揚げ衣を薄くする➡パン粉は2度ひきの細かいタイプを選ぶ
　パリパリ感をなくす➡ソースや天つゆに通す，または軽く煮る

具の工夫
　団子状にする➡食材そのものではなく，具を団子にまとめる
　　　　　　　　（トンカツ➡メンチカツなど）
　かたい部分をとり除く➡なすの皮をむくなど…

Q12…ひじきなどの海藻類をどうやったら食べられるのでしょうか？

　海藻類にはひじきやわかめなどがあります。わかめはぺらぺらと薄く，そのままでは上顎にくっついてしまい危険です。ひじきは煮方によってはポロポロしてしまい，口の中でまとまりにくいものです。しかし，これらは増粘多糖類であり，たたいたりミキサーにかけたりすると適度に粘りが出てきます。味噌汁のわかめは食べにくいのですが，わかめと一緒にミキサーにかけると増粘剤を加えなくてもとろみのあるスープになります。この粘りを利用してソースにしたりすることもできます。また白和えなど豆腐をつなぎにし，うまくまとめると食べやすくなります。(レシピNo.⑬⑲)

Q13…じゃがいもをつぶしただけでは，ボソボソするような気がします…

　その通りです。同じいも類でも里いもやさつまいもは水分を加えてつぶすだけでも比較的やわらかく仕上がります。ただし，じゃがいもは単に水分を加えるだけではボソボソしてしまい，あまり飲み込みやすくはなりません。そこで，水分だけでなく油脂を添加すると滑らかになります。例えばバターや生クリーム，マヨネーズなどです。(レシピNo.⑧⑯㉖)

Q14…寿司を食べたいのですが，どうしたらいいですか？

　寿司飯の代わりに，ゼラチンを1％ほど加えた全粥を炊き，寿司酢を加えます。寿司ネタはまぐろやサーモン，甘えびなどをたたきにし，一口大ににぎります。少量のわさびしょうゆをつけて食べると，寿司の表面をさらに滑らかにしてくれます。(レシピNo.⑨)

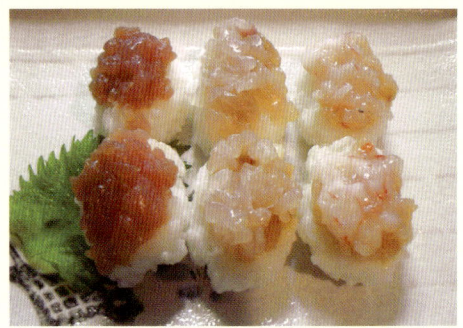

ネタはたたきにし，一口大ににぎる

第6章 ● こんなときどうする？ みんなが聞きたいQ&A

Q15…果物が好きなのですが、食べられる果物や工夫の仕方を教えてください

　果物には，スイカのように果汁がサラッとしているものと，桃やメロンなどのように果汁にとろみがあるものがあります。前者は果肉と果汁がしっかりと分かれてしまうため，果汁でむせやすく，たとえつぶしても飲み込みにくいものです。後者は果肉をつぶしながら果汁を混ぜ合わせると，適度なとろみがある状態になります。りんごは生のまますりおろすのではなく，コンポートにしたり，それをミキサーにかけると滑らかにでき上がります。バナナは5〜7mmにスライスします。バナナペーストを作る場合は，包丁などでたたくのではなく，バナナを半分に切り，その中を薄くくり抜くように表面から順番にすくって混ぜていきます。バナナそのものを手にし，目の前でバナナペーストを作ってあげることができ，見た目にも食欲を引き出します。

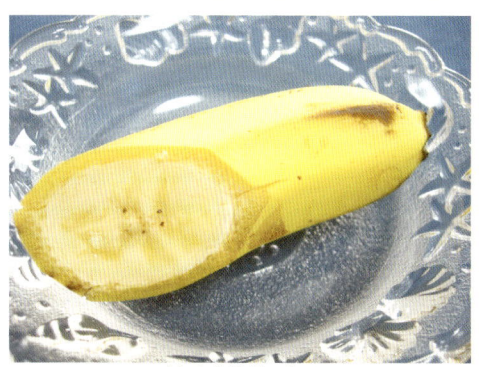

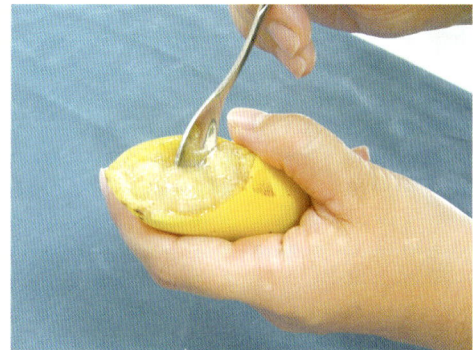

バナナを半分に切る　　　　　スプーンで薄くくり抜くように表面からすくって混ぜる

Q16…パッククッキングって何ですか？

　普段使っているお鍋の代わりに「ポリ袋」の中に食材や調味料を入れ，できるだけ空気を抜いて，炊飯器や電気ポットで加熱する調理方法です。食材が持つうまみや水分を生かしつつ，必要な調味料を加え，加熱するときの温度と時間を設定するだけで，いつも一定の料理を作ることができます。ホテルや病院，施設などでは真空調理システムとして知られており，この家庭版の調理方法です。1〜2人分の少量を作るときにとても便利で，本書では全粥の作り方を紹介（レシピNo.④）していますが，他にもにんじんグラッセやひじき煮，りんごコンポートなども作ることができます。

✏️ パッククッキングを行うときのポイント！（レシピNo.④参照）

①ポリ袋の中の空気をしっかり抜きます。水圧を利用して抜く方法がお勧めです。

②ポリ袋は上のほうで結び，袋の中の食材を均一に，平らに，できるだけ薄く広げます。加熱すると袋がふくらむので余裕を持たせます。

③ポリ袋は二重にすると袋と袋の間に空気が入ってしまいます。熱の伝わり方が悪くなるので必ず1枚で行います。

④途中で味見ができません。きちんと計量しましょう。

⑤油脂は加熱すると高温になるので，使用は控えめにしましょう。

⑥揮発性のあるみりんや酒はあらかじめ煮切ってから使います。

⑦電気ポットで調理する場合

＊お湯が沸くタイプの電気ポットを使用します。

＊水の量はポットの容量の1/3の量です。

＊1台の電気ポットに入れるパックの数は3パックまで。まずは1パックから行いましょう。

＊加熱時間はそれぞれの材料に合わせタイマーをセットします。

＊電気ポットに入れる際，出す際はトングやおたまを使用し，やけどに注意しましょう。

参考書籍

タベダス編集部（編）：パッククッキング基本レシピ43．風人社，pp6-9, 2005

タベダス編集部（編）：パッククッキング応用レシピ88．風人社，pp6-8, 2006

Q17…全然噛まないのですが，どうしてですか？

食べる前にしっかりと目覚めていますか？ 口の中に食べ物が入ったということをしっかりと認識していただくために，味付けを濃くしたり，表面に味をつけたり，目で見てはっきりとわかるようにお皿の色を変えてみたり，盛り付けを工夫したりしてみてはいかがでしょうか。

またペースト状の食事であれば噛む必要がなく，咀嚼は引き出せません。「噛まない」ことと「噛めない」ことは少し違いますね。何でも同じかたさ

のペーストではなく，全粥などを食べる際の舌の押しつぶし方などよく観察してみてください。しっかりと認知できない，かたくて噛めないのかもしれません。

Q18…なかなか食事を食べてくれません

　心配ですね。食事摂取量が減ってくると，低栄養や脱水のリスクが高くなります。適切な量を食べていただくために，もう一度『おいしく食べる』ということを考えてみましょう。

- ☑ しっかりと覚醒していますか？（34頁）
- ☑ 口の中が汚れていませんか？（23，36頁）
- ☑ 食べる前の準備運動ができていますか？（25頁）
- ☑ 姿勢が崩れたり，窮屈そうにしていませんか？（27，36頁）
- ☑ 料理は十分やわらかくなっていますか？（44頁）
- ☑ 食塊としてまとまりやすくなっていますか？（42〜48頁）
- ☑ 料理したものは味見をし，味や舌触りなどを確認していますか？（42〜48頁）
- ☑ 食事の彩りや食器の形や色など工夫していますか？（51頁）

著者略歴

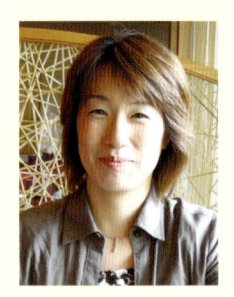

江頭文江（えがしらふみえ）
地域栄養ケアPEACH厚木 代表
管理栄養士，摂食・嚥下アドバイザー，食育アドバイザー

福井県生まれ。静岡県立大学短期大学部食物栄養学科卒。社会福祉法人聖隷福祉事業団聖隷三方原病院にて，嚥下食の研究や摂食・嚥下障害者の栄養管理を行う。現在は開業医と連携し，在宅訪問栄養指導や外来栄養相談，離乳食教室など，赤ちゃんから高齢者まで地域に根ざした栄養サポートを行っている。日本摂食・嚥下リハビリテーション学会評議員。編著書に『嚥下食ピラミッドによる嚥下食レシピ125』（医歯薬出版，2007），『まるわかり！高齢者栄養ケア・マネジメント』（日総研出版，2006）など。
受賞：第28回神奈川県栄養改善学会賞「開業医との連携による地域栄養サポート活動」，第32回神奈川県歯科保健賞

料理制作協力………宮脇貴美子（地域栄養ケアPEACH厚木）
撮 影 協 力………松崎真理子（地域栄養ケアPEACH厚木）

装　丁………大友　洋（CRAFT）
撮　影………酒井和彦

在宅生活を支える！ これからの新しい嚥下食レシピ

発　行　2008年10月1日　第1版第1刷
　　　　2011年 2月5日　第1版第2刷Ⓒ
著　者　江頭文江
発行者　青山　智
発行所　株式会社　三輪書店
　　　　〒113-0033　東京都文京区本郷6-17-9　本郷綱ビル
　　　　☎03-3816-7796　FAX 03-3816-7756
　　　　http://www.miwapubl.com
制　作　株式会社大空出版
印刷所　三報社印刷株式会社

本書の内容の無断複写・複製・転載は，著作権・出版権の侵害となることがありますのでご注意ください。
ISBN978-4-89590-312-7 C3047

JCOPY 〈(社)出版者著作権管理機構 委託出版物〉
本書の無断複写は著作権法上での例外を除き禁じられています．複写される場合は，そのつど事前に，(社)出版者著作権管理機構（電話 03-3513-6969,FAX 03-3513-6979,e-mail:info@jcopy.or.jp）の許諾を得てください．